医療秘書教育全国協議会　編

新 医療秘書実務シリーズ　6

DPCの実際

医事コンピュータ技能検定試験準1級過去問題と解説付

秋山貴志・林田朋子・宮本晃太　共著

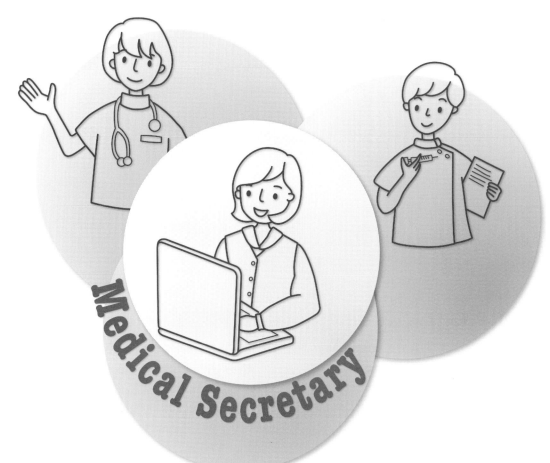

Medical Secretary

建帛社
KENPAKUSHA

新 医療秘書実務シリーズ刊行にあたって

　本シリーズは 1993 ～ 1994 年に初版を刊行し，2001 ～ 2003 年に改訂版を刊行した。その後の保健医療制度・行政を概観すると以下のようなトピックが挙げられる。

- 窓口負担 3 割引き上げ（03 年）
- 医療制度改革大綱（05 年）
- 後期高齢者医療制度スタート（08 年）
- 新医師臨床研修制度導入（04 年）
- 診療報酬の大幅マイナス改定（06 年）
- 医師事務作業補助者の配置（08 年）

　また，7：1 看護師体制による看護師不足，DPC（診断群分類）適用，医師の事務作業負担の軽減化を目途に 2008 年に導入された「医師事務作業補助者」制度をはじめ，高度先進医療技術の導入，高齢者医療への対応，患者へのサービス向上，医療事故対応，地域医療福祉連携など，現今の病院・医療施設の取り組むべき課題は増加の一途である。

　従来，医療事務といえば，単に窓口の処理業務程度にしか考えられない面があったが，近年は，病院 IT 化の進展に伴う電子カルテによるレセプト事務作業の近代化等により，医療秘書・医療事務職に求められる能力に期待が高まりつつある。病院によっては，「医師事務作業補助者」のグループをつくり病院経営に大きく貢献しているところもある。

　一部に「医療崩壊」が喧伝される状況のなか，医事担当者がもつ統計データ，諸制度・施設基準等に関する知識，病院運営と管理に関する経験とノウハウを活用することは，今や病院の経営戦略に必須である。

　医療秘書・医療事務職の体系的な教育に日本で最初に取り組んだ医療秘書教育全国協議会の会員校は現在 142 校，賛助会員は 41 企業・団体にのぼる。上記のような医療業界の変化に対応した新しい実践テキストの刊行が切に望まれていたところである。

　この度，医療秘書・医療事務職の業務と教育に深い理解をおもちの各専門分野の諸先生が，「新 医療秘書実務シリーズ」を編纂されたことは，まことに時宜を得たもので，医療秘書養成諸学校の教員各位ならびに学生にとってたいへん意義深いものであると考える。

　また，保険医療機関の現場で指導に当たる方々，現場での業務に日々携わっておられる実践家の皆様にもおおいに役立つテキストと信じている。

　執筆に当たられた諸先生方の労を多とし，併せて新シリーズ刊行にご尽力された協会事務局ならびに出版に携わられた建帛社に御礼申し上げるしだいである。

2012 年 1 月

医療秘書教育全国協議会検定試験委員長
学校法人 大阪滋慶学園　常務理事

橋 本 勝 信

はじめに

　19 年目を迎えた DPC 制度は，1998 年 11 月から国立病院等 10 病院において行われた DRG/PPS の試行後，2003 年の閣議決定に基づき，高度医療を提供する特定機能病院を中心とした急性期入院医療を対象に導入された。その後，DPC/PDPS の対象病院は段階的に拡大され，導入当初の 82 病院から 2020 年 4 月時点では 1,757 病院となり，その数は一般病床を有する全病院数の約 3 割にのぼる。また，病床数は約 48 万床と全一般病床数の約 5 割を占めるに至っている。従来，DPC/PDPS は急性期病院に必須とされてきたが，回復期病院や慢性期病院にも導入が検討されている。このように日本では出来高支払制度と DPC を活用した DPC/PDPS が主流となりつつあるが，運用する医療現場においても DPC 制度は理解しにくいものとなっている。

　このような状況のもと，医療事務職や診療情報管理士を目ざす学生，また，彼ら彼女らを教育する教員のためにも，DPC 教育のためのわかりやすいツールが必要であるとの要請を受け，医療秘書教育全国協議会は，2017 年 11 月に新医療秘書実務シリーズの第 6 巻として『DPC の基礎』を刊行した。

　この『DPC の基礎』をテキストとしてご使用いただいた際のご意見等を踏まえ，DPC/PDPS の概要をさらに詳細にわかりやすく解説し，実務に即した内容とすべく，新たに書き下ろしたのが，本書『DPC の実際』である。医療秘書教育全国協議会主催の医事コンピュータ技能検定試験準 1 級の DPC レセプト実技の過去問題と解説も掲載し，実務へ向けたリテラシーの獲得と併せ，検定受験へ向けた対策本としても活用していただけるよう意図した。

　本書を通して，多くの学生諸子や教育現場の方々に DPC への理解と関心を深めていただければ幸いである。また，医事コンピュータ技能検定試験準 1 級にチャレンジする学生が増えることを切に願う。

　最後に，COVID-19 禍という非常事態下のお忙しい中，執筆を担当いただいた筑波研究学園専門学校　宮本晃太先生ならびに社会医療法人社団三思会とうめい厚木クリニック　林田朋子先生に厚く御礼申し上げる次第である。

2021 年 9 月

執筆者を代表して　秋 山 貴 志

　本書は 2021 年（令和 3 年）4 月 1 日現在の診療報酬改定についての厚生労働省告示・通知等により記述しています。

目　　次

Chapter 2	DPC レセプトとその解説	35

Chapter 3	医事コンピュータ技能検定試験問題と解説	67

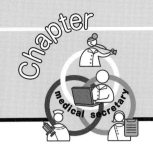

Chapter 1 DPC/PDPSの概要

ここでは，以下の項目について解説する。DPCのもつ意味，運用からレセプト請求までの基礎について理解を深めてほしい。

❶ DPCとは
- DPCのもつ意味

❷ DPC病院の基準とデータ提出
- 対象・準備病院の基準
- 退院患者調査

❸ DPCにおける診療報酬の請求
- DPC方式と出来高方式の違い
- 出来高算定対象項目
- 医事課員の算定スキルが問われる
- 対象患者と対象外患者

❹ 診断群分類と診断群分類コード
- 診断群分類
- 診断群分類コードの構成

❺ DPCコーディング
- 基本プロセス
- DPCコーディングにおける基本と傷病名選択の定義
- DPCコーディングにおける注意点

❻ 医療機関別係数
- 基礎係数
- 機能評価係数 I
- 機能評価係数 II
- 激変緩和係数

❼ ツリー図と手術・処置等の定義テーブルおよび診断群分類点数表

❽ DPCにおける再入院ルール

DPC とは ①

DPC とは，本来，厚生労働省が作成した，医療機関別包括評価の導入に用いる「診断群分類」のことであるが，一般に医療現場で用いられている「DPC」という言葉は，診断群分類包括評価を用いた入院医療費定額支払制度，すなわち DPC/PDPS のことを指している。

1 DPC

DPC とは，**D**iagnosis（＝診断）**P**rocedure（＝治療・処置）**C**ombination（＝組み合わせ）の頭文字をとったもので，直訳すると「診断と治療・処置の組み合わせ」という意味になる。わかりやすく表現すると，"「診断（病気）」と「治療」の組み合わせから患者を分類するための手法"となる。したがって，**DPC ＝診断群分類**を意味する。

そもそも日本の診断群分類は，アメリカで開発された診断群分類である DRG（**D**iagnosis **R**elated **G**roup）を応用したものである。DRG は医療における診療サービスの改善を目的とした取り組みで，診療プロセスを詳細に評価・改善するという，産業界における品質管理（QC）の手法を医療に応用してつくられたものである。

2 DPC/PDPS

PDPS とは，**P**ar-**D**iem（＝日当）**P**ayment（＝支払）**S**ystem（＝制度・方式）の頭文字をとったもので，1 日当たりの支払制度（方式）を意味する。したがって，DPC/PDPS とは，診断群分類を用いた 1 日当たりの支払制度という意味になる。

DPC 導入当初は，診断群分類および診療報酬の支払制度のどちらについても DPC の呼称を使っていたが，そもそも DPC 自体は診断群分類を意味するものであったため，2010 年 12 月以降，診断群分類を指すときは DPC，支払制度を指すときは DPC/PDPS と呼称が整理された。

> **ポイント**
> ・DPC は，患者を分類する手法で診断群分類を意味する。
> ・DPC/PDPS は，診断群分類を用いた 1 日当たりの支払制度を意味する。

DPC 病院の基準とデータ提出 2

（1）DPC 対象病院と DPC 準備病院

　　DPC 病院には，診断群分類を用いた包括請求を行う DPC 対象病院と，医科点数表を用いて請求を行い，DPC 調査データのみの提出を行う DPC 準備病院とがある。DPC 対象病院となるには表1－1の要件をすべて満たす必要がある。

　　要件を満たし，一定期間 DPC 準備病院としてデータを提出したうえで，診療報酬改定の6か月前までに DPC 制度へ参加する旨の届出を地方厚生（支）局医療課を経由して厚生労働省保険局医療課へ提出し，DPC 対象病院参加の可否が判断される。

表1－1　DPC 対象病院と DPC 準備病院の基準

	DPC 対象病院	DPC 準備病院
①	A100　一般病棟入院基本料 のうち急性期一般入院基本料 A104　特定機能病院入院基本料 のうち一般病棟の場合 A105　専門病院入院基本料 のうち7対1または10対1入院基本料 ※上記いずれかの届出を行っている。 ※A205　救急医療管理加算の基準を満たしていることが望ましい。	左記の基準を満たしているか，基準を満たすための計画を策定している
②	A207　診療録管理体制加算 に係る届出を行っている ※診療録管理体制加算1が望ましい。	左記基準を満たしているか，または同等の診療録管理体制を整備し，当該基準を満たすための計画を策定している
③	DPC 調査に適切に参加し，入院診療および外来診療に係るデータを提出する	DPC 調査に適切に参加し，入院診療に係るデータを提出する ※外来診療に係るデータも提出することが望ましい。
④	③の調査において，適切なデータを提出し，かつ，調査期間1か月当たりの比「データ／病床」が 0.875 以上	準備病院には当該基準は求めない
⑤	適切なコーディングに関する委員会（＝コーディング委員会）を設置し，年4回以上開催する（毎月開催が望ましい） ※コーディングに関する責任者の他に，少なくとも診療部門の医師，薬剤部門の薬剤師，診療録情報管理部門または診療報酬請求事務統括部門の診療記録管理者を構成員とし，実症例を扱う場合は，携わった医師等の参加を求める。	左記同様

（2）DPC 調査における提出データ

　　　DPC 対象病院および準備病院は表1－1の③の DPC 調査データを厚生労働省に提出することが義務づけられている。提出するデータは表1－2に掲げる全8種類になる。

表1－2　DPC 調査の提出データ（退院患者調査）

様式の名称	内　容	データの詳細
様式1	診療録情報 （匿名化情報）	傷病名情報，手術情報（術式，手術日，麻酔の種類等），入院目的，入院経路，退院先，化学療法の有無等
様式3	医療機関情報	病床数，入院基本料，特定入院料等の算定状況，看護必要度を満たす患者延べ数等
様式4	医科保険診療以外の診療情報 （匿名化情報）	自賠責保険，労災保険，正常分娩，健康診断等の症例
入院 EF 統合ファイル	診療報酬明細書情報 （匿名化情報）	医科点数表に基づく出来高算定情報（入院）
外来 EF 統合ファイル		医科点数表に基づく出来高算定情報（外来） （※ DPC 準備病院は任意）
D ファイル		診断群分類点数表により算定した患者に係る包括評価点数，医療機関別係数等に関する請求情報（※ DPC 対象病院のみ）
H ファイル （匿名化情報）	日別の患者情報	重症度，看護・医療必要度に係る各評価項目点数
K ファイル	一次共通 ID 情報	生年月日，カナ氏名，性別をもとに生成した一次共通 ID

注1）退院患者調査は，厚生労働省が定めたスケジュールに従い，3か月分を一括して締切日までに，提出する。

　　2）各様式ファイルの概要

- 様式1：カルテから情報抽出し作成されることから，「DPC 版退院時要約」とも呼ばれる。作成対象となるのは，調査期間中に1日でも医科保険で入院料を算定した症例で，包括診断群分類に該当しない出来高払の症例も対象となる。自賠責保険や労災保険，正常分娩等の医科保険を使用しない症例は作成対象外となるが，作成・提出しても差し支えないこととされている。
- 様式3：患者単位ではなく，医療機関の情報であり，病床数，入院基本料等の算定状況，各病棟の算定入院料の情報および重症度，医療・看護必要度に係る入院患者の状況および病棟コード等の情報が含まれる。
- 様式4：医科保険以外の症例の有無を確認する調査票で，医科保険，労災保険，自賠責保険等を含め，すべての患者が調査対象となる。情報の分類として，① 医科レセプトのみ，② 歯科レセプトあり，③ 保険請求なし，④ 医科保険と他制度の併用，⑤ その他の5つに分類される。
- 入院および外来 EF 統合ファイル：診療明細情報である E ファイルと行為明細情報である F ファイルの2つを統合した出来高レセプト情報である。内容は，各診療行為，使用薬剤，薬剤使用量，投与日数，点数等となっている。対象となるのは，医科保険により診療を行った全患者であり，医科保険と労災保険等の他制度との混在があった場合は，医科保険部分のみが対象となる（D ファイルも同様）。自費や労災保険等の他制度のみの対象外となるデータを提出すると，データエラーとして再提出しなければならない。なお，DPC 調査データにおいて外来部門のデータ提出を求められるのは，この EF 統合ファイルのみとなっている。
- D ファイル：包括レセプト情報であり，DPC 対象病院のみが提出するデータである。診断群分類コード（14桁），点数等の情報が含まれている。対象患者は，EF 統合ファイルと同様である。
- H ファイル：一般病棟入院基本料（急性期一般入院基本料のみ）/7対1特定機能病院入院基本料（一般病棟のみ）/10対1特定機能病院入院基本料（一般病棟のみ）/7対1専門病院入院基本料/10対1専門病院入院基本料/救命救急入院料/特定集中治療室管理料/ハイケアユニット入院医療管理料/脳卒中ケアユニット入院医療管理料/地域包括ケア病棟入院料（医療管理料を含む）のいずれかを算定する患者を対象とした，重症度，医療・看護必要度に係る情報である。対象患者の1日ごとの重症度，医療・看護必要度に係る評価票の各評価項目の点数の出力が必要となる。
- K ファイル：入院 EF 統合ファイルに含まれている症例を対象とした，生年月日，カナ氏名，性別をもとに生成した一次共通 ID である。

（3）DPC 対象病院の推移

　近年 DPC 対象病院は徐々に増えてきている。2020 年 4 月時点で 1,757 病院となっており，一般病床を有する全病院数の約 3 割に当たる。また，DPC 算定病床数にあっては 48 万 3,180 床で一般病床を有する全病院数の病床数の約 5 割に当たる（図 1 − 1，1 − 2）。図から 200 床未満の病院の参加が年々増加していることがわかる。

　都道府県別では，東京，大阪，神奈川，北海道，福岡など人口および病院数に比例して DPC 対象病院数が多くなっている（図 1 − 3）。

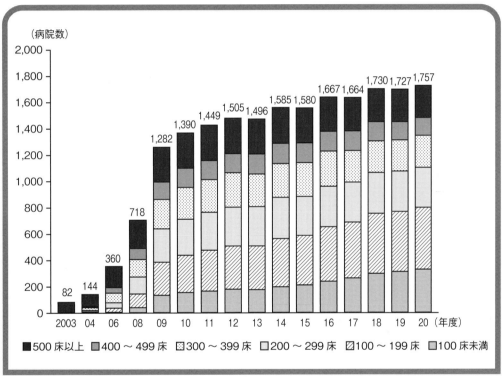

図 1 − 1　DPC 対象病院の推移（診断群分類点数表により算定している病院数）

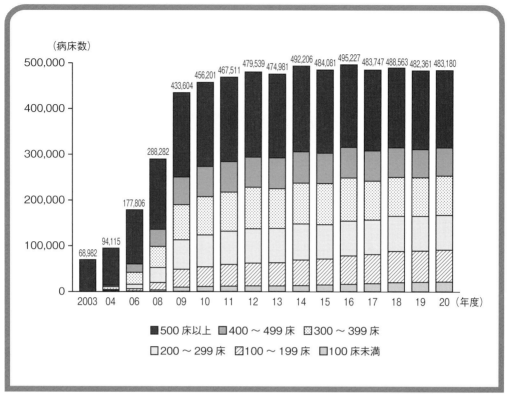

図1－2　DPC算定病床の推移（診断群分類点数表により算定している病床数）

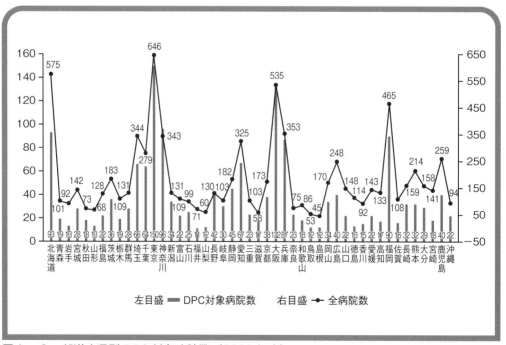

図1－3　都道府県別DPC対象病院数（2020年度）

DPC における 診療報酬の請求　3

1　DPC方式と出来高方式の違い

　簡単に違いを述べると図1－4のように出来高方式は各診療区分において行った医療行為等を日々積み上げて請求する方式。一方，DPC方式の最大の特徴は，さまざまな診療行為に対する1日当たりの診療報酬が包括評価となっていることである。ただし，すべての診療行為が包括評価となっているわけではなく，手術等出来高で算定できる項目もあり，包括評価と出来高評価を組み合わせた方式である。具体的には，入院基本料や投薬，注射，検査，画像診断等の病院設備，人員配置，コメディカル部門等に関するホスピタルフィー的要素の費用が包括評価となっており，手術，麻酔等，医師の技術を要するドクターフィー的要素は出来高算定する仕組みとなっている。なお，ホスピタルフィー的要素の一部にも出来高で算定可能な項目もある。これらの各行為にも医師の技術的な要素を含んでいるからである（次項参照）。

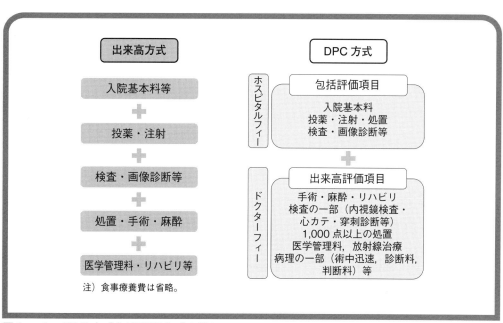

図1－4　DPC方式と出来高方式の違い

2 DPCにおける出来高算定対象項目

　ホスピタルフィー的要素に該当する診療区分であるが，ドクターフィー的要素を含み，出来高算定対象となる項目を表1－3に示した。

　なお，DPC適用期間中に特定集中治療室管理料等の特定入院料を算定する場合は，特定入院料ではなく，DPCの包括範囲を適用することになっているので注意が必要である。

表1－3　包括対象診療区分のうち出来高算定対象となる診療報酬

(令和2年度)

投薬・注射区分	点数
退院時処方　※在宅等において服用するために処方した薬（転院時は算定不可）	－
HIV感染症患者に使用する抗HIV薬	－
血友病等の患者に使用する次の血液凝固因子製剤 ・遺伝子組換え活性型血液凝固第VII因子製剤 ・遺伝子組換え型血液凝固第VII因子製剤 ・血液凝固第VIII因子機能代替製剤 ・遺伝子組換え型血液凝固第IX因子製剤 ・乾燥人血液凝固第VIII因子製剤 ・乾燥人血液凝固第IX因子製剤 　（活性化プロトロンビン複合体及び乾燥人血凝固因子抗体迂回活性複合体含む） ・乾燥濃縮腎血液凝固第X因子加活性化第VII因子製剤	－ － － － － － － －
G020　無菌製剤処理料（1日につき） 　1．無菌製剤処理料1（悪性腫瘍に対して用いる薬剤が注射される一部の患者） 　　イ　閉鎖式接続器具を使用 　　ロ　イ以外 　2．無菌製剤処理料2（1以外）	 180点 45点 40点

検査区分（生体検査）※注加算等も算定可能	点数
D206　心臓カテーテル法による諸検査（一連の検査について） 　1．右心カテーテル 　2．左心カテーテル	 3,600点 4,000点
D295　関節鏡検査（片側）	760点
D296　喉頭直達鏡検査	190点
D296-2　鼻咽腔直達鏡検査	220点
D298　嗅裂部・鼻咽腔・副鼻腔入口部ファイバースコピー（部位を問わず一連につき）	600点
D298-2　内視鏡下嚥下機能検査	720点
D299　喉頭ファイバースコピー	600点
D300　中耳ファイバースコピー	240点
D300-2　顎関節鏡検査（片側）	1,000点
D302　気管支ファイバースコピー	2,500点
D303　胸腔鏡検査	7,200点
D304　縦隔鏡検査	7,000点

表1−3のつづき

D306 食道ファイバースコピー		800 点
D308 胃・十二指腸ファイバースコピー		1,140 点
D309 胆道ファイバースコピー		4,000 点
D310 小腸内視鏡検査		
1．バルーン内視鏡によるもの		6,800 点
2．カプセル型内視鏡によるもの		1,700 点
3．その他のもの		1,700 点
D310-2 消化管通過性検査		600 点
D311 直腸鏡検査		300 点
D311-2 肛門鏡検査		200 点
D312 直腸ファイバースコピー		550 点
D312-2 回腸嚢ファイバースコピー		550 点
D313 大腸内視鏡検査		
1．ファイバースコピーによるもの	イ　S状結腸	900 点
	ロ　下行結腸及び横行結腸	1,350 点
	ハ　上行結腸及び盲腸	1,550 点
2．カプセル型内視鏡によるもの		1,550 点
D314 腹腔鏡検査		2,270 点
D315 腹腔ファイバースコピー		2,160 点
D316 クルドスコピー		400 点
D317 膀胱尿道ファイバースコピー		950 点
D317-2 膀胱尿道鏡検査		890 点
D318 尿管カテーテル法 (ファイバースコープによるもの) （両側）		1,200 点
D319 腎盂尿管ファイバースコピー （片側）		1,800 点
D320 ヒステロスコピー		620 点
D321 コルポスコピー		210 点
D322 子宮ファイバースコピー		800 点
D323 乳管鏡検査		960 点
D324 血管内視鏡検査		2,040 点
D325 肺臓カテーテル法，肝臓カテーテル法，膵臓カテーテル法		3,600 点

検査区分（診断穿刺・検体採取）） ※注加算等も算定可能	点数
D401 脳室穿刺	500 点
D402 後頭下穿刺	300 点
D403 腰椎穿刺，胸椎穿刺，頸椎穿刺（脳脊髄圧測定を含む）	220 点
D404 骨髄穿刺	
1．胸　骨	260 点
2．その他	280 点
D404-2 骨髄生検	730 点
D405 関節穿刺（片側）	100 点
D406 上顎洞穿刺（片側）	60 点
D406-2 扁桃周囲炎又は扁桃周囲膿瘍における試験穿刺（片側）	180 点
D407 腎嚢胞又は水腎症穿刺	240 点

表1-3のつづき

D408　ダグラス窩穿刺	240 点
D409　リンパ節等穿刺又は針生検	200 点
D409-2　センチネルリンパ節生検（片側） 　　1．併用法 　　2．単独法	 5,000 点 3,000 点
D410　乳腺穿刺又は針生検（片側） 　　1．生検針によるもの 　　2．その他	 690 点 200 点
D411　甲状腺穿刺又は針生検	150 点
D412　経皮的針生検法（透視，心電図検査及び超音波検査含む）	1,600 点
D412-2　経皮的腎生検法	2,000 点
D413　前立腺針生検法	1,400 点
D414　内視鏡下生検法（1 臓器につき）	310 点
D414-2　超音波内視鏡下穿刺吸引生検法（EUS-FNA）	4,800 点
D415　経気管肺生検法	4,800 点
D415-2　超音波気管支鏡下穿刺吸引生検法（EBUS-TBNA）	5,500 点
D415-3　経気管肺生検法（ナビゲーションによるもの）	5,500 点
D415-4　経気管肺生検法（仮想気管支鏡を用いた場合）	5,000 点
D415-5　経気管支凍結生検法	5,500 点
D416　臓器穿刺，組織採取 　　1．開胸によるもの 　　2．開腹によるもの（腎を含む）	 9,070 点 5,550 点
D417　組織試験採取，切採法 　　1．皮膚（皮下，筋膜，腱及び腱鞘を含む） 　　2．筋肉（心筋を除く） 　　3．骨，骨盤，脊椎 　　4．眼　　イ　後眼部 　　　　　　ロ　その他（前眼部を含む） 　　5．耳 　　6．鼻，副鼻腔 　　7．口腔 　　8．咽頭，喉頭 　　9．甲状腺 　　10．乳腺 　　11．直腸 　　12．精巣（睾丸），精巣上体（副睾丸） 　　13．末梢神経 　　14．心筋	 500 点 1,500 点 4,600 点 650 点 350 点 400 点 400 点 400 点 650 点 650 点 650 点 650 点 400 点 1,620 点 6,000 点
D418　子宮腟部等からの検体採取 　　1．子宮頸管粘液採取 　　2．子宮腟部組織採取 　　3．子宮内膜組織採取	 40 点 200 点 370 点
D419　その他の検体採取 　　1．胃液・十二指腸液採取（一連につき） 　　2．胸水・腹水採取（簡単な液検査を含む）	 210 点 180 点

表１－３のつづき

3．動脈血採取（１日につき）		50点
4．前房水採取		420点
5．副腎静脈サンプリング（一連につき）		4,800点
6．鼻腔・咽頭拭い液採取		5点
D419-2　眼内液（前房水・硝子体液）検査		1,000点

3 DPC では医事課員の算定スキルが問われる

　前述のように，DPC は包括評価を用いた診療報酬制度であり，出来高で算定できる項目が限られている。表１－４は，処置と検査の区分にそれぞれ手技等が類似する診療報酬である。DPC では，処置，検査は原則として包括対象であるが，表１－４に示す検査は，診断穿刺・組織採取に該当する項目であり，出来高対象となっている。処置，検査どちらの項目を算定するかは，それぞれの行為の「目的」から判断する必要がある。

> **例）腹腔穿刺で腹水を抜いた場合**
> 　目的①：貯留した腹水を抜いて腹圧を下げた　→　**処置　J010　腹腔穿刺（包括）**
> 　目的②：腹水を検体として検査へ出した　→　**検査　D419「2」腹水採取（出来高）**

　電子カルテやオーダリングシステム，医事会計ソフトによるレセプト作成が普及した現在，医事課員が考えて算定する機会が減ってきており，医事課員の算定スキルが落ちてきているように思われる。“包括だからレセプト作成および点検が楽になる”ということではなく，いかにして収益を上げるかは，レセプト上の医事課員の算定スキルにかかってくるのである。

表１－４　算定時に注意が必要な診療報酬

包括対象－処置			出来高対象－検査		
J007	頸椎，胸椎又は腰椎穿刺	317点	D403	腰椎穿刺，胸椎穿刺，頸椎穿刺	220点
J008	胸腔穿刺	220点	D419「2」	胸水採取	180点
J010	腹腔穿刺	220点	D419「2」	腹水採取	180点
J011「1」	骨髄穿刺（胸骨）	310点	D404「1」	骨髄穿刺（胸骨）	260点
J011「2」	骨髄穿刺（その他）	330点	D404「2」	骨髄穿刺（その他）	280点
J012	腎嚢胞又は水腎症穿刺	280点	D407	腎嚢胞又は水腎症穿刺	240点
J013	ダグラス窩穿刺	240点	D408	ダグラス窩穿刺	240点
J014	乳腺穿刺	200点	D410「2」	乳腺穿刺又は針生検(その他)	200点
J015	甲状腺穿刺	150点	D411	甲状腺穿刺又は針生検	150点
J016	リンパ節等穿刺	200点	D409	リンパ節等穿刺又は針生検	200点

4 DPC 対象患者・対象外患者

DPC 対象患者は，DPC 対象病院の一般病棟に入院する医科保険を使用して診療を受ける患者であって，診断群分類コードに該当する患者である。

療養病棟や精神病棟および歯科等の入院患者は対象外となる。また，診療報酬改定において新規に保険適応となった手術を実施した患者も DPC の対象外となる。ただし，次の診療報酬改定時に見直され，改定後は新規保険適応ではなくなり，DPC 対象となるので注意が必要である（表 1 - 5）。

表 1 - 5　DPC 対象外患者一覧

(令和 2 年度)

①	労災保険，自賠責保険，自費等健康保険以外で加療する入院患者
②	入院後 24 時間以内に死亡した患者または生後 1 週間以内に死亡した新生児
③	患者申出療養または評価療養を受ける患者
④	次の臓器移植術を受ける患者 　K014　　皮膚移植術（生体・培養） 　K014-2　皮膚移植術（死体） 　K514-4　同種死体肺移植術 　K514-6　生体部分肺移植術 　K605-2　同種心移植術 　K605-4　同種心肺移植術 　K697-5　生体部分肝移植術 　K697-7　同種死体肝移植術 　K709-3　同種死体膵移植術 　K709-5　同種死体膵腎移植術 　K709-6　同種死体膵島移植術 　K716-4　生体部分小腸移植術 　K716-6　同種死体小腸移植術 　K780　　同種死体腎移植術 　K780-2　生体腎移植術 　K922　　造血幹細胞移植
⑤	次の入院料等を算定する患者 　A106　　障害者施設等入院基本料 　A306　　特殊疾患入院医療管理料 　A308　　回復期リハビリテーション病棟入院料 　A308-3　地域包括ケア病棟入院料 1 ～ 4 および地域包括ケア入院医療管理料の 1 ～ 4 を算定する患者 ※ 1 ただし，上記入院料を算定する直前に診断群分類点数（DPC）で算定していた患者を除く。 ※ 1 の場合，DPC 期間Ⅱまでは診断群分類点数（DPC）により算定する。 　A309　　特殊疾患病棟入院料 　A310　　緩和ケア病棟入院料 　A400　　短期滞在手術基本料 1
⑥	以下のいずれかに該当する病院の入院患者 　（1）月平均入院患者数が，許可病床数の 105% 以上の病院 　（2）医師または歯科医師の員数が医療法標準の 70% 以下の病院

表1－5のつづき

⑦	厚生労働大臣が別に定める患者 （1）次の手術を受ける患者（※） 　K007-3　放射線治療用合成吸収性材料留置術 　K082-5　人工距骨全置換術 　K082-6　人工股関節摺動面交換術 　K134-3　人工椎間板置換術（頸椎） 　K134-4　椎間板内酵素注入療法 　K147-2　頭蓋内モニタリング装置挿入術 　K154-4　集束超音波による機能的定位脳手術 　K172　　脳動静脈奇形摘出術　2　複雑なもの 　K181-6　頭蓋内電極植込術　2　脳深部電極によるもの　ロ7本以上の電極による場合 　K374-2　鏡視下咽頭悪性腫瘍手術（軟口蓋悪性腫瘍手術を含む） 　K386-2　輪状甲状靭帯切開術 　K394-2　鏡視下喉頭悪性腫瘍手術 　K445-2　顎関節人工関節全置換術 　K446　　顎関節授動術　1　徒手的授動術　イ単独の場合 　K487　　漏斗胸手術　4　胸骨挙上用固定具抜去術 　K496-5　経皮的膿胸ドレナージ術 　K527-2　食道切除術（単に切除のみのもの） 　K534-4　腹腔鏡下横隔膜電極植込術 　K570-4　経皮的肺動脈穿通・拡大術 　K574-3　経皮的卵円孔開存閉鎖術 　K594　　不整脈手術　4　左心耳閉鎖術 　K616-6　経皮的下肢動脈形成術 　K617-6　下肢静脈瘤血管内塞栓術 　K627-2　腹腔鏡下リンパ節群郭清術（3骨盤を除く） 　K654-4　腹腔鏡下十二指腸局所切除術（内視鏡処置を併施するもの） 　K687　　内視鏡的乳頭切開術　3　胆道鏡下結石破砕術を伴うもの 　K703-2　腹腔鏡下膵頭部腫瘍切除術　2　リンパ節・神経叢郭清等を伴う腫瘍切除術の場合 　K705　　膵嚢胞胃（腸）バイパス術　1　内視鏡によるもの 　K710-2　腹腔鏡下脾固定術 　K719-6　腹腔鏡下全結腸・直腸切除嚢肛門吻合術 　K732-2　腹腔鏡下人工肛門閉鎖術（悪性腫瘍に対する直腸切除術後のものに限る） 　K775-2　経皮的腎（腎盂）瘻拡張術（一連につき） 　K823-6　尿失禁手術（ボツリヌス毒素によるもの） 　K910-4　無心体双胎児焼灼術（一連につき） 　K910-5　胎児輸血術（一連につき） 　K921-2　間葉系幹細胞採取（一連につき） 　K921-3　末梢血単核球採取（一連につき） 　K922-2　CAR発現生T細胞投与（一連につき） 　K924-3　同種クリオプレピシテート作製術 　K930　　脊髄誘発電位測定等加算　1　脳，脊椎，脊髄，大動脈瘤又は食道の手術に用いた場合 （2）高額薬剤等の投与患者 （3）その他の感染症（真菌を除く）（180030xxxxxx0x または 180030xxxxxx1x）に該当する患者で，ICD10コードのU07.1（COVID-19）を選択するもの

※⑦厚生労働大臣が別に定める患者のうち，（1）の手術については，新規保険適応となった手術が該当する。そのため，診療報酬改定毎に見直しが行われる。

診断群分類と
診断群分類コード

4

1 診断群分類

　DPC は，18 の主要診断群分類（MDC = major diagnostic category）（表 1 − 6）に
分けられている。患者の臨床的類似性と医療資源の均一性に着目して，MDC01 〜 18
に属する 502 の基礎疾患を，重症度・年齢・手術や処置の有無・定義副傷病の有無等で
分け，4,557 の診断群に分類されており，そのうち，包括対象となるのが 3,990 の診断
群である（2020 年 4 月時点）。その各診断群分類を，14 桁の数字とアルファベットで表
したものを診断群分類コード（診断群分類番号，DPC コード）と呼ぶ。

表 1 − 6　主要診断群分類（MDC）

MDC01	神経系疾患
MDC02	眼科系疾患
MDC03	耳鼻咽喉科系疾患
MDC04	呼吸器系疾患
MDC05	循環器系疾患
MDC06	消化器系疾患，肝・胆・膵臓疾患
MDC07	筋骨格系疾患
MDC08	皮膚・皮下組織の疾患
MDC09	乳房の疾患
MDC10	内分泌・栄養・代謝に関する疾患
MDC11	腎・尿路系疾患及び男性生殖器系疾患
MDC12	女性生殖器系疾患及び産褥期疾患・異常分娩
MDC13	血液・造血器・免疫臓器の疾患
MDC14	新生児疾患，先天性奇形
MDC15	小児疾患
MDC16	外傷・熱傷・中毒
MDC17	精神疾患
MDC18	その他

2 診断群分類コードの構成と各桁がもつ意味

　DPC 対象患者は，14 桁の診断群分類コードで 1 日当たりの包括評価点数が決定する。この 14 桁コードは大きく分けて，1 層目：傷病名（diagnosis），2 層目：手術（procedure）の有無，3 層目：その他の処置・定義副傷病・重症度等の 3 層で構成されており，各桁はそれぞれ意味をもっている（図 1 − 5）。

　※①〜⑩は図 1 − 5 の番号を示す。

（1）1 層目　傷病名に係る層：上位 6 桁

　① 上位 2 桁

　主要診断群分類（MDC）を表す（表 1 − 6）。

> 例）呼吸器疾患であれば 04，外傷であれば 16 となる。

　② 上位 3 〜 6 桁目

　各主要診断群における傷病名の細分類コードを示している。

　③ 上位 6 桁

　①の MDC コードと②の細分類コードを組み合わせた 6 桁コードが傷病名を示す疾患コードとなり，ICD10 で定義されている。

> 例）"060020" は胃の悪性腫瘍を意味する。

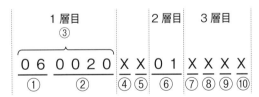

　① 主要診断群（MDC）
　② 傷病名細分類コード
　③ 疾患コード
　④ 病態等分類（肺炎の場合の年齢など）
　⑤ 年齢・出生時体重・JCS・Burn Index・GAF
　　 脳梗塞の発症時期等

　⑥ 手術の有無と種類
　⑦ 手術と処置等の内容 1
　⑧ 手術と処置等の内容 2
　⑨ 定義副傷病の有無
　⑩ 重症度等（脳梗塞・肺炎等）

　注）X は該当する項目がない場合に使われる。

図 1 − 5　診断群分類コードの構成

（2）2層目　手術の有無に係る層：上位9～10桁目

⑥ 上位9～10桁目

手術の有無に係る層で，医科点数表により定義されている。上位9～10桁目が「99」となる場合は「手術なし」，「97」となる場合は「その他手術あり」（手術あり・なしでしか分岐していない場合は「手術あり」），「01～06」となる場合は「定義テーブルに定義された手術あり」を意味する。

定義テーブルとは，診断群分類の定義表で，当該DPCの診断群分類コードにおける主要診断群等の9項目を具体的に示したものである（後出表1－16参照）。

（3）3層目　「手術・処置等」「定義副傷病」「重症度」等に係る層：上位11～14桁目

⑦ 上位11桁目

手術・処置等の内容1を表す。「0」となる場合は「なし」，「1」となる場合は「あり」，「2～5」となる場合は「定義テーブルに定義された項目あり」を意味する。

⑧ 上位12桁目

手術・処置等の内容2を表し，「0」となる場合は「なし」，「1」となる場合は「あり」，「2～9」となる場合は「定義テーブルに定義された項目あり」を意味する。

⑨ 上位13桁目

定義された副傷病の有無を表す。「0」となる場合は「なし」，「1，2」となる場合は「あり」を意味する。

⑩ 上位14桁目

重症度等を表す。

> 例1）　疾患コード020110白内障，水晶体の疾患であれば「0」片眼，「1」両眼
> 例2）　疾患コード060350急性膵炎であれば「0」軽症，「1」重症
> 例3）　疾患コード040080肺炎等であれば市中肺炎のA-DROPスコア（重症度分類（A-DROPシステム）で使用される視標。p.38参照）の数値0～5のいずれかで表される。

重症度を意味する14桁目は，疾患や同じ疾患でも手術や処置の有無によって定義されているものと定義されないものがある。重症度が定義されていない場合は，14桁目は，「X」で表される。

（4）3つの層に含まれないもの

④ 上位7桁目

「040080肺炎等」の診断群分類においての病態等を表す。

「0」は15歳以上で市中肺炎ではないもの，「1」は15歳未満もしくは，15歳以上でかつ，市中肺炎であるものを意味する。

⑤ 上位8桁目

　疾病により定義がさまざまで，年齢，出生時体重，JCS（意識障害レベルの指標），Burn index（熱傷の重症度），GAF（機能の全体的評価）などがある。

- 年齢：「0」＊＊歳以上，「1」＊＊歳未満
  ※年齢が定義されている診断群分類によって年齢を示す数値は異なる。
  「040080 肺炎等」「060160 鼠径ヘルニア」「180010 敗血症」等の診断群分類に定義されている。

- 出生時体重：「1」2,500g 以上，「2」1,500g 以上 2,500g 未満，「3」1,000g 以上 1,500g 未満，「4」1,000g 未満
  「140010 妊娠期間短縮，低出産体重に関する障害」の診断群分類に定義されている。

- JCS（意識障害レベルの指標）：「0」10 未満，「1」10 以上
  JCS とは Japan Coma Scale の略で，意識障害の程度を示す指標である。
  「010020 くも膜下出血，破裂脳動脈瘤」「010040 非外傷性頭蓋内血腫（非外傷性硬膜下血腫以外）」の診断群分類に定義されている。

  ※脳卒中発症時期と JCS：「0」発症 4 日目以降かつ JCS10 未満，「1」発症 4 日目以降かつ JCS10 以上，「3」発症 3 日目以内かつ JCS10 未満，「4」発症 3 日目以内かつ JCS10 以上
  「010060 脳梗塞」の診断群分類に定義されている。

- Burn index（熱傷の重症度）：「0」10 未満，「1」10 以上
  「161000 熱傷・化学熱傷・凍傷・電撃傷」の診断群分類に定義されている。

- GAF（機能の全体的評価）：「0」40 以上，「1」40 未満
  GAF とは global assessment of functioning の略で，対人関係や社会的役割遂行などの社会的機能水準を評価するもので，精神障害や知的障害を対象とする。2020 年 4 月現在では，定義されている診断群分類はないが，医療資源を最も投入した傷病名が MDC17 精神疾患に該当する場合や，「01021x 認知症」に該当する場合，または精神病棟グループに属する入院がある場合には，DPC 調査の提出データである様式 1 に評価結果を入力する必要がある（p.4，表 1 － 2 参照）。

DPC コーディング 5

　DPC コーディングとは，患者の診断群分類コードを決定するために，傷病名や実施した手術や処置等，定義副傷病，重症度等の選択，確認および決定を行うことである。

1 DPC コーディングの基本プロセス

　DPC の 3 つの基本構造の適切な選択によって 14 桁の診断群分類コードを決定することが DPC コーディングの基本である。前節 2 項「診断群分類コードの構成と各桁がもつ意味」で示したとおり，診断群分類は 3 層構造となっていることを踏まえて，1 層目の傷病名，2 層目の手術，3 層目の処置・手術等，定義副傷病・重症度等の順に一方通行の考えで選択をする（図 1 − 6）。日本における診断群分類の考え方は手術，処置等の医療行為ではなく，傷病名をもとに決定するのである。

【工程 1】1 層目である傷病名（ICD10 で定義）の選択

一方通行

【工程 2】2 層目である手術（医科点数表の K コードで定義）の選択

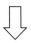

【工程 3】3 層目である手術・処置等 1，手術・処置等 2，定義副傷病，重症度等の選択

図 1 − 6　DPC コーディングの基本プロセス

2 DPC コーディングにおける基本と傷病名選択の定義

- ●DPC コーディングの基本は，医療資源に基づく，「医療資源病名（＝医療資源を最も投入した傷病名）」の選択にある。
- ●コーディングの対象期間は，DPC 算定病床に入院していた期間である。
- ●診断群分類（DPC コード）が最終確定するのは退院時である。
- ●診断群分類は退院後に変更してはならない。

> **例）S状結腸ポリープを内視鏡切除し，退院後，病理結果から癌と診断された場合**

- ●退院時点で診断が確定していない場合，疑われる傷病名に対して医療資源を投入したという前提で，○○疑い等，疑われる傷病名を医療資源病名として選択する。

> **例）肺癌が強く疑われ，組織生検目的で入院し，病理結果がでないまま退院した場合**
> **→ 肺癌の疑いでコーディングし，「040040 肺の悪性腫瘍」として請求する。**

①「医療資源病名」とは

「医療資源病名」とは，包括評価項目，出来高評価項目のすべての診療行為および使用した薬剤，医療材料を含めた「ヒト」「モノ」「カネ」が投入された傷病名であり，総合的に判断して決定しなければならない。

② 医療資源病名の選択（表1-8）

医療資源病名の選択は必ず医師が行わなければならない。傷病名の選択および決定は医師の専権事項だからである。また，傷病名は，診療録の記載に基づき選択する。医師法，保険医療機関及び保険医療養担当規則（療養担当規則）等を踏まえ，診療報酬請求と同様に診断群分類決定の際にも診療録の記載に基づく選択が必要である。

表1-7　DPC レセプトで必要な傷病名

医療資源病名	1入院期間中に最も医療資源を投入した傷病名。医療資源病名の適切な選択によって請求診断群分類が決定する。
定義副傷病名	選択した医療資源病名の診断群分類に副傷病が定義されている場合に「入院時併存症」および「入院後発症疾患」から選択する。
主傷病名	医療資源の投入量にかかわらず，医師の医学的判断に基づき決定した，退院時サマリーに記載された傷病名。
入院契機傷病名	今回の入院が必要と判断する根拠となった傷病名。
入院時併存症	医療資源病名および入院契機傷病名以外で入院時に既に存在した傷病名（重要なものを最大4つ）。
入院後発症疾患	医療資源病名以外で入院期間中に発症した傷病名（重要なものを最大4つ）。

表1−8　医療資源病名の関連法規

医師法
　　第 24 条：診療録の記載及び保存
医師法施行規則
　　第 23 条：診療録の記載事項
保険医療機関及び保険医療養担当規則
　　第 8 条：診療録の記載及び整備
　　第 22 条：診療録の記載

③ 医療資源病名の選択基準

- 1 入院期間中に複数の傷病名に対して治療を行っている場合，どの傷病名に対して医療資源をもっとも投入したかで判断する。

- 複数の手術や侵襲的処置を行った場合，その中で，もっとも診療報酬点数が高い診療行為に関連した傷病名を医療資源病名とするのが一般的である。しかし，一部の高額な薬剤投与や検査を行った傷病名が，必ずしも医療資源病名になるとは限らないため，慎重に判断する必要がある。

- 1 入院期間を通して医療資源を最も投入した傷病名をひとつ，退院時点の判断に基づいて決定する。

④ 医療資源病名と手術・処置等

　決定した医療資源病名と実施した手術・処置等には原則として乖離がないこと。また，確定診断に至るまでに実施した検査等の診断行為との間にも乖離がないこと。

　下記の例のような場合，乖離した理由や根拠を診療録に記載し，さらにレセプトの摘要欄または症状詳記への記載が必要である。
例1）医療資源病名が肺炎で実施した手術が腹腔鏡下胆嚢摘出術
例2）医療資源病名が脳梗塞で実施した手術が人工骨頭挿入術（股）
例3）医療資源病名が肺癌（疑い含む）であるが，画像診断（造影含む）や肺生検等が実施されていない
例4）医療資源病名が細菌性肺炎であるが，細菌学的検査が実施されていない

⑤ 医療資源病名は精緻かつ医学的に適切な表現を用いる

- 原疾患が明らかな場合は，原疾患を起因とする心不全，呼吸不全等の臓器不全傷病名を選択しない。ただし，心不全については，原因となる基礎疾患（老化に伴う心機能低下含む）等の原疾患が判明しない場合は，心不全を選択することもやむを得ないこととする。なお，高齢患者，小児患者等のうち過去の傷病に起因する慢性的な臓器不全等で「不全」という表現を用いることはあり得る。その際には，他の傷病名を選択できない理由，根拠等をレセプト摘要欄や症状詳記に記載が必要である。したがって，原疾患が明らかな場合には，原疾患を医療資源病名として選択する。

例 1）肺炎に合併した呼吸不全	呼吸不全×	→	肺炎○
例 2）肝硬変末期の肝不全	肝不全×	→	肝硬変○
例 3）急性心筋梗塞を起因とする心不全	心不全×	→	急性心筋梗塞○

- 先天性心疾患，多発外傷，○○系の△△疾患等の包括的な表現を用いない。また，疾患の部分的現象であるアルブミン減少症，貧血，血小板減少症，好中球減少症等を選択しない。

例 1）肝硬変でアルブミン製剤を投与した場合の低アルブミン血症×	→	肝硬変○
例 2）肺癌で化学療法実施中の骨髄抑制に伴う好中球減少症×	→	肺癌○

- 手術・処置等の合併症を医療資源病名とする場合。

例 1）入院中に発生した IVH カテーテル先の感染，創部感染等の本来の治療の対象ではない処置に伴う疾患が，原則として原疾患に優先し，医療資源病名になり得ない。ただし，一旦退院した後に当該治療等のために再入院する場合はこの限りではない。

例 2）肝癌の拡大切除後等の腹部臓器の手術で皮膚創の離解に対して「縫合不全」や「術創感染」，透析シャントチューブ狭窄の血栓除去目的とした入院で，「手術・処置の合併症」として選択する場合には，その診療内容が選択した医療資源病名として適切だとする相応の理由が求められる。

⑥ 定義副傷病の選択

- DPC/PDPS において定義副傷病は，「入院時併存症」および「入院後発症疾患」から選択する。
- ICD のルールにおいて，「主要病態に加え，可能な場合はいつでも，保健ケアのエピソードの間に取り扱われるその他の病態または問題もまた別々に記載せよ」とされている。この「その他の病態（副傷病：入院時併存症，入院後発症疾患）」については，「保健ケアのエピソードの間に存在し，またはその間に悪化して，患者管理に影響を与えた病態」と定義されている。さらに，「現在のエピソードに関連しない以前のエピソードに関連する病態は記載してはならない」とされていることから，あくまでも今回の 1 入院期間が対象となる。

  つまり，今回の入院治療と関係のない傷病名や患者管理に影響を与えていない傷病名は，診断群分類上に定義された副傷病があったとしても選択してはならないということである。

- 「患者管理に影響を与えた場合」の定義：単純に入院期間を延長させたというものではなく，副傷病名に対して，診療行為や診断行為が発生した場合を含んでいる。併存症に認知症がある等，当該疾患に対して直接的な診療行為がなくても患者管理に影響を与える等に該当する場合も含んでいる。

例1）医療資源病名：脛骨骨幹部骨折（S8220）
　　　入院時併存症：2型糖尿病・糖尿病性合併症なし（E119）
　　　骨折に対し，観血的整復固定術等の治療行い，並行して，血糖管理等行った場合。
例2）医療資源病名：急性下壁心筋梗塞（I211）
　　　入院後発症疾患：気管支肺炎（J180）
　　　心筋梗塞に対して経皮的冠動脈ステント留置術等施行。治療経過中に肺炎を発症し，
　　　画像診断，抗生剤の点滴投与等を行った場合。

⑦　詳細な傷病名の選択と記載

- DPCにおける傷病名はICDで定義されている。そのため，各傷病名は，適切なDPCコードの選択を行うためには可能な限り情報を多く含んでいる必要がある。分類するための情報が傷病名表記に含まれていることが必須であり，解剖学的な部位，原因菌，病態等が明確でなければならない。

- 結腸の悪性新生物（腫瘍）の場合，ICDの3桁目を確定するためには，結腸の詳細な部位の把握が必須であり，その情報は傷病名に含まれている必要がある。

　　例えば，悪性腫瘍の罹患部位がS状結腸の場合，S状結腸癌（C187）と表記するべきである。結腸癌や大腸癌だとICDがC189となり，「結腸の悪性新生物，結腸，部位名不明」となり，不適切なコードとなってしまう（図1-7）。このように，部位が確定しているのにもかかわらず，結腸癌（C189）と表記すると，治療そのものが，あいまいな診断のもとで行われていると解されてしまう。

- 骨折や外傷等については，基本的に部位の確認が可能であり，部位不明は考えにくい。また，骨折の場合は，部位の他に「開放性」か「閉鎖性（非開放性）」の区別も必要である。

　　さらに，疾患によっては「外傷性」か「非外傷性」を区別する必要もある。なぜ

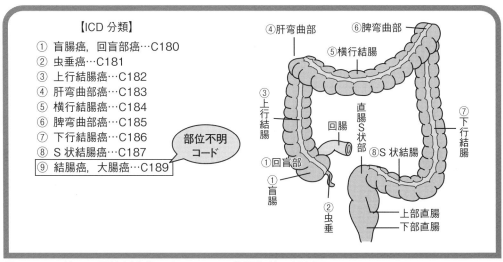

図1-7　結腸の悪性新生物におけるICD分類と結腸解剖図

なら下記例のように診断群分類が異なるからである。

例1）脛骨骨幹部骨折の場合
　・閉鎖性脛骨骨幹部骨折（S8220）：診断群分類 160835 下腿足関節周辺の骨折
　・脛骨骨幹部開放骨折（S8221）：診断群分類 160840 下腿足関節周辺の開放骨折

例2）慢性硬膜下血腫の場合
　・非外傷性慢性硬膜下血腫（I620）：診断群分類 010050 非外傷性硬膜下血腫
　・外傷性慢性硬膜下血腫（S065$）：診断群分類 160100 頭蓋・頭蓋内損傷

3 DPC コーディングにおいて注意すべき点

①「手術・処置等の合併症」を医療資源病名として選択する場合
・「手術・処置等の合併症」を医療資源病名として選択する場合，本来の原疾患の治療となる手術等の外科的処置がないことはあり得ないことから，「手術・処置等の合併症」を医療資源病名として選択する場合は，選択した理由および根拠について慎重に確認する必要がある。

例1）入院中に発生したカテーテル感染や術後創部感染等，本来の治療対象ではない処置等に伴う疾患は，原則として原疾患に優先して医療資源病名になり得ない。ただし，一旦退院した後に，当該治療のため再入院した場合は，医療資源病名となることもあり得る。

例2）術後創部の縫合不全や創部感染および透析シャント閉塞の血栓除去目的等のいわゆる，合併症の治療を目的とした入院で「180040　手術・処置等の合併症」を医療資源病名として選択する際には，診療内容から選択した医療資源病名が適切だとする明確な根拠が必要となる。

②「播種性血管内凝固症候群（DIC）」，「敗血症」等の入院後発症疾患を医療資源病名とする場合
・医療資源病名の選択にあっては，診療内容が医療資源投入量等の根拠に乏しいものであってはならない。入院後発症疾患を医療資源病名として選択するには，相応の根拠が必要となる。

例）DIC の場合
「厚生省特定疾病血液凝固異常症調査研究班の DIC 診断基準」等の以下の診断基準に準拠する必要がある。
　ⅰ）臨床症状：出血症状と臓器症状
　ⅱ）検査結果：血清 FDP 値，血小板数，血漿フィブリノーゲン濃度，プロトロンビン時間比

③ ICD における R コード「症状，徴候および異常臨床所見・異常検査所見で他に分類されないもの」について

- 診断が確定しているにもかかわらず，徴候による傷病名（R コード）を選択してはならない。部位や病態が確定し，診断に基づく特定の治療行為がある場合は R コードを用いない。
- 症状の治療のみで確定診断がつかない場合や，原因疾患が他に存在しない場合は，次の R コードの使用はやむを得ない。

  鼻出血（R040）／喀血（R042）／気道その他の部位からの出血（R048）／気道からの出血，詳細不明（R049）／熱性けいれん（R560）／限局性発汗過多（R610）／全身性発汗過多（R611）／発汗過多，詳細不明（R619）／ぶどう糖負荷試験異常（R730）。
- 確定診断によらない傷病名の選択：診断が確定しているにもかかわらず，あいまいな傷病名や徴候等を選択してはならない。診断群が異なる可能性もあり，適切なコーディングとならない。

> **例）肺真菌症（B49）で原因菌が判明している場合は以下のように選択する。**
> - アスペルギルス　→　肺アスペルギルス症（B441）「040151　呼吸器のアスペルギルス症」
> - カンジダ　→　肺カンジダ症（B371）「040080　肺炎等」
> - クリプトコッカス　→　肺クリプトコッカス症（B450）「040150　肺・縦隔の感染，膿瘍形成」
>
> ※肺真菌症（B49）だと「180035　その他の真菌感染症」に分類される。

医療機関別係数　6

　医療機関別係数は，次の 4 つに分類されている。① 基礎係数，② 機能評価係数 I，③ 機能評価係数 II，④ 激変緩和係数。これらの合計が各 DPC 対象病院の医療機関別係数となる。

　DPC 対象病院の包括点数の算出は，選択した診断群分類の 1 日当たりの包括点数に医療機関別係数を乗じて算出する。算出した包括評価点数に出来高評価部分と入院時食事療養費を合算したものが DPC における医療費の合計となる（図 1 - 8 ）。

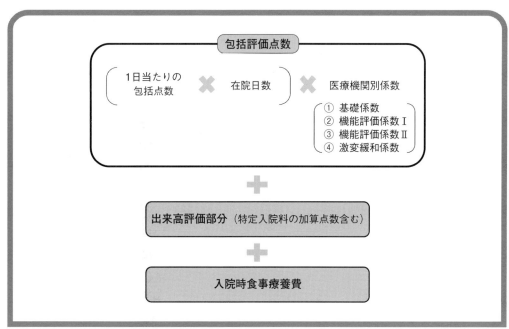

図1-8　DPC/PDPS における算定の仕組み

1 基 礎 係 数

　DPC 対象病院は，① 大学病院本院群，② DPC 特定病院群，③ DPC 標準病院群の3
つに分類されている。この医療機関群ごとに基礎係数は設定されており，医療機関の施
設特性を反映させた診療機能を評価した係数である（表1-9）。

2 機能評価係数 I

　病院の人員配置や施設が有する体制など，構造的因子を評価する係数で，主に，入院
基本料や入院基本料等加算などの出来高点数を係数化したものである。また，特定機能
病院入院基本料届出病院，専門病院入院基本料届出病院，一般病棟入院基本料届出病院
の3類型ごとに，機能評価係数 I の各係数が設定されており，診療報酬改定時に変更さ
れる。

3 機能評価係数 II

　診療実績や医療の質向上への貢献などに基づき，医療機関が担うべき役割や機能を評
価したものである。① 保険診療指数，② 効率性指数，③ 複雑性指数，④ カバー率指数，

⑤ 救急医療指数，⑥ 地域医療指数の 6 つに分類されている。

なお，効率性指数・救急医療指数は 3 つの医療機関群全体で評価され，保険診療指数・複雑性指数・カバー率指数・地域医療指数は医療機関群ごとに評価される。

① 保険診療指数

提出する DPC データの質や医療の透明化，保険診療の質向上等，医療の質的な向上をめざす取り組みを評価する（表 1 − 10）。

② 効率性指数

各医療機関における在院日数の短縮の努力を評価する（表 1 − 11）。

表 1 − 9　医療機関群と基礎係数（2020 年 4 月 1 日時点）

医療機関群	医療機関数	基礎係数
① 大学病院本院群	82	1.1327
② DPC 特定病院群　① に準ずる機能を有する	156	1.0708
③ DPC 標準病院群　①，② 以外	1,519	1.0404

表 1 − 10　保険診療指数の評価指標

評価指標	加算・減算
原則 1 点であるが，下記に該当する場合は加算・減算となる。	
（1）適切な DPC データ作成 　① 「部位不明・詳細不明コード」の使用割合が 10％以上 　② 以下に該当する様式間の記載矛盾のデータ件数が全体の 1％以上 　　ⅰ．様式 1 の親様式・子様式：データ属性等（郵便番号，性別，生年月日等）の矛盾 　　ⅱ．様式 1 と EF ファイル間：入院日数，入院料の算定回数の矛盾 　　ⅲ．様式 4 と EF ファイル：医科保険情報と先進医療等情報の矛盾 　　ⅳ．D ファイルと EF ファイル：記入されている入院料等の矛盾 　③ 様式 1 における未コード化傷病名の割合が 2％以上	▲ 0.05 点 ▲ 0.05 点 ▲ 0.05 点
（2）病院情報の公開 　自院のホームページで定められた指標を公開した場合	＋ 0.05 点
（3）保険診療の質改善に向けた取り組み 　2022 年度からの評価を検討	検討中

表 1 − 11　効率性指数の評価指標

（全 DPC 対象病院の平均在院日数）		
（当該病院の患者構成が全 DPC 対象病院と同じと仮定した場合の平均在院日数）		
計算の対象	●当該病院において 12 症例（1 症例／月）以上ある診断群分類 ●包括評価対象の診断群分類	

③ 複雑性指数

1入院当たりの医療資源投入の観点からみた患者構成への評価（表1－12）。

④ カバー率指数

さまざまな疾患に対応できる総合的な体制について評価する（表1－13）。

⑤ 救急医療指数

救急医療（緊急入院）の対象となる患者治療に要する医療資源投入量乖離を評価する（表1－14）。

⑥ 地域医療指数

地域医療の貢献度を評価する。「体制評価指数」と「定量評価指数」で構成され，評価シェアは1：1である。

ⅰ）**体制評価指数**　5疾病5事業等における急性期入院医療を評価する（表1－15）。計9項目で1項目1ポイントであり，医療機関群ごとに上限が設定されている。

DPC標準病院群は6ポイント，大学病院本院群およびDPC特定病院群は8ポイントである。

表1－12　複雑性指数の評価指標

$\dfrac{\text{当該病院の包括範囲出来高点数（1入院当たり）を，}}{\text{診断群分類毎に全病院の平均包括範囲出来高点数に置き換えた点数}}}{\text{（全病院の平均1入院当たりの包括点数）}}$	
計算の対象	●当該病院において12症例（1症例／月）以上ある診断群分類 ●包括評価対象の診断群分類

表1－13　カバー率指数の評価指標

$\dfrac{\text{（当該病院で一定症例数以上算定している診断群分類）}}{\text{（全診断群分類）}}$	
計算の対象	●当該病院において12症例（1症例／月）以上ある診断群分類 ●すべて（包括評価対象・包括評価対象外の両方を含む）の支払い分類

表1－14　救急医療指数の評価指標

評価指標
1症例当たり【以下の患者について，入院後2日間までの包括範囲出来高点数（出来高診療実績）と診断群分類点数表の点数との差額の総和】 ※救急医療管理加算2に相当する患者の指数値は1/2
【「A205　救急医療管理加算」の施設基準を取得している施設】 　「救急医療入院」かつ以下のいずれかを入院初日から算定している患者 　●「A205　　救急医療管理加算」　　　　●「A301-3　脳卒中ケアユニット入院医療管理料」 　●「A300　　救命救急入院料」　　　　　●「A301-4　小児特定集中治療室管理料」 　●「A301　　特定集中治療室管理料」　　●「A302　　新生児特定集中治療室管理料」 　●「A301-2　ハイケアユニット入院　　●「A303　　総合周産期特定集中治療室管理料」 　　　　　　　医療管理料」 【「A205 救急医療管理加算」の施設基準を取得していない施設】 　「救急医療入院」の患者

表 1 − 15　地域医療指数における体制評価指数 9 項目

評価項目	概　要	DPC 標準病院群	大学病院本院群	DPC 特定病院群
がん	がんの地域連携体制への評価（0.5P）	当該医療機関を退院した患者について（「B005-6　がん治療連携計画策定料」を算定した患者数） （医療資源病名が悪性腫瘍に関連する病名である患者数）		
	医療機関群ごとにがん診療連携拠点病院等の体制への評価（0.5P）	次のいずれかの指定を受けている。 ①がん診療連携拠点病院 ②小児がん拠点病院 ③地域がん診療病院 ④特定領域がん診療連携拠点病院 　（いずれかで 0.5P）	次のいずれかの指定を受けている。 ①都道府県がん診療連携拠点病院または小児がん拠点病院（0.5P） ②地域がん診療連携拠点病院の指定（0.25P）	
脳卒中	脳卒中の急性期の診療実績への評価	① t-PA 療法（イ）の実施を評価（0.25P） ② A205-2　超急性期脳卒中加算の算定実績（ロ）または血管内治療の治療実績（ハ）を評価（0.5P） ③ A205-2　超急性期脳卒中加算の算定実績（ロ）および血管内治療の治療実績（ハ）を評価（1P） ※血管内治療の実施：入院 2 日目までに経皮的選択的脳血栓・塞栓溶解術 (頭蓋内脳血管)/ 経皮的選択的脳血栓・塞栓溶解術 (頸部脳血管)(内頸，椎骨動脈)/ 経皮的脳血栓回収術のいずれかが算定されている 診療実績 上記①〜③のいずれかの最大値が評価ポイント		
心筋梗塞等の心血管疾患	緊急時の心筋梗塞の PCI や外科治療の実績（0.5P）	以下のすべてを満たす症例の診療実績により評価 ①医療資源病名が「急性心筋梗塞」 ②予定外の入院で次のいずれかを算定時間外加算 / 時間外特例医療機関加算 / 休日加算 / 深夜加算 ③入院 2 日目までに次のいずれかを算定 　経皮的冠動脈形成術（PCI）/ 経皮的冠動脈粥腫切除術 / 経皮的冠動脈形成術（特殊カテーテルによるもの）/ 経皮的冠動脈ステント留置術 / 冠動脈内血栓溶解療法 / 経皮的冠動脈血栓吸引術 / 冠動脈形成術（血栓内膜摘除）/ 冠動脈，大動脈バイパス移植術 / 冠動脈，大動脈バイパス移植術（人工心肺を使用しないもの）		
	急性大動脈解離の手術実績（0.5P）	入院中に以下のいずれかが算定されている症例の診療実績により評価 （25% tile 値以上の医療機関を 0.5P，その他は 0P） 大動脈瘤切除術（吻合または移植を含む）1. 上行大動脈 /2. 弓部大動脈 /3. 上行大動脈および弓部大動脈の同時手術 /4. 下行大動脈 /5. 胸腹部大動脈 / オープン型ステントグラフト内挿術 1. 弓部大動脈 /2. 上行大動脈及び弓部大動脈の同時手術 /3. 下行大動脈 / ステントグラフト内挿術 (血管損傷以外のもの・胸部大動脈)		
精神疾患	精神科入院医療への評価	A230-3　精神科身体合併症管理加算の算定実績（0.5P） A311-3　精神科救急・合併症入院料の 1 件以上の算定実績（1P）		
災　害	災害時における医療体制を評価	● BCP（事業継続計画）の策定実績有無別（2021 年以降の評価導入を検討） 　災害拠点病院の指定（0.5P） ● DMAT（災害派遣医療チーム）の指定（0.25P） ● EMIS（広域災害救急医療情報システム）への参加（0.25P）		

表 1 - 15 のつづき

周産期	周産期医療への体制を評価	以下のいずれかの指定を受けている（いずれかで 1P） ①総合周産期母子医療センター ②地域周産期母子医療センター	以下のいずれかの指定を受けている（①は重点的評価で 1P，②は 0.5P） ①総合周産期母子医療センター ②地域周産期母子医療センター
へき地	へき地の医療への体制を評価	「へき地医療拠点病院の指定」または社会医療法人認可におけるへき地医療の要件を満たしていることを評価（いずれかで 1P）	
救 急	医療計画上の体制および救急医療の実績を評価	以下のいずれかに該当（0.1P） ①二次救急医療機関で病院群輪番制への参加または共同利用型施設 ②救命救急センター	以下のいずれかに該当（①は 0.5P，②は 0.1P） ①救命救急センター ②二次救急医療機関で病院群輪番制への参加または共同利用型施設
		救急車で来院し，入院となった患者数 （最大 0.9P）	救急車で来院し，入院となった患者数（救急医療入院に限る） （最大 0.5P）
その他	その他重要な分野への貢献	右記のいずれか 1 項目を満たした場合 1P	①治験等の実施 ●過去 3 か年において，主導的に実施した医師主導治験が 8 件以上，または主導的に実施した医師主導治験が 4 件以上かつ主導的に実施した臨床研究実績が 40 件以上（1P） ●20 例以上の治験（※）の実施，10 例以上の先進医療の実施または 10 例以上の患者申出療養の実施（0.5P） （※）協力施設としての治験の実施を含む。
		②新型インフルエンザ対策 ●新型インフルエンザ患者入院医療機関に該当（0.25P）	

ⅱ）**定量評価指数**　（当該病院の所属地域の担当患者数）／（当該病院の所属地域の発生患者数）を小児（15 歳未満）とそれ以外（15 歳以上）に分けてそれぞれ評価する。DPC 対象病院は 2 次医療圏，大学病院本院群および DPC 特定病院群は 3 次医療圏のDPC 対象病院に入院した患者を対象とする。

4 激変緩和係数

2018年度の診療報酬改定前までは，DPCの円滑導入を図るため，各医療機関の医療収入水準が改定前後で基本的に維持されるように調整係数が設定されていた。しかし，この調整係数の役割を基礎係数または機能評価係数Ⅱへ段階的に移行することとなり，2010年度から2018年度の改定にかけてすべての移行が完了し，調整係数は廃止された。この廃止に伴い，診療報酬改定年の激変緩和の対応として，改定年度のみ設定される係数が激変緩和係数である。

ツリー図と手術・処置等の定義テーブルおよび診断群分類点数表 7

図1-9は，14桁の診断群分類コードを決定するために，疾患コードごとに，病態等分類等，手術，手術・処置等，定義副傷病，重症度等が定義された定義テーブルをツリー図（樹形図）に表したものである。医療資源病名を決定した後，ツリー図と定義テーブル（表1-16）を用いて14桁の診断群分類コードを決定する。診断群分類点数表には，各疾患の診断群分類コードごとのDPC入院期間期間と包括点数が表されている（表1-17）。

> **例）胃の悪性腫瘍の場合**
>
> 手術の有無（ありの場合，該当する対応コードを選択） → 手術・処置等2の有無（ありの場合，該当する対応コードを選択）の順でコーディングを行う。
>
> なお，手術や手術・処置等の各区分において，複数該当する場合は下方を優先的に選択する。

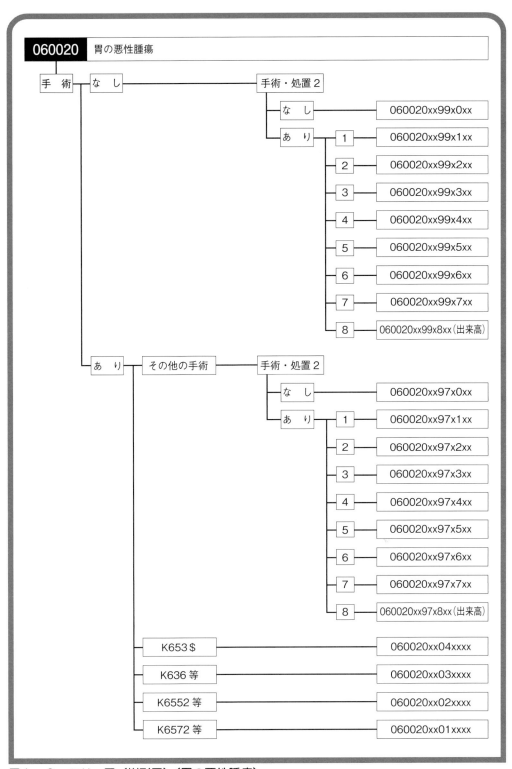

図1－9　ツリー図（樹形図）（胃の悪性腫瘍）

表1-16 定義テーブル例（胃の悪性腫瘍）

医療資源を最も投入した傷病名			手　術			手術・処置等1			手術・処置等2		
分類名	ICD名称	ICDコード	手術分岐	点数表名称	区分番号等	処置等名称	区分番号等	対応コード	処置等名称	区分番号等	対応コード
060020 胃の悪性腫瘍	胃の悪性新生物＜腫瘍＞	C16$	手術なし	手術なし		膵体尾部腫瘍切除術 膵尾部切除術の場合	K7021$	1	ニボルマブ		8 あり
	口腔，食道及び胃の上皮内癌，胃	D002	その他の手術あり	胃腸吻合術（ブラウン吻合を含む。）	K662	腹腔鏡下膵体尾部腫瘍切除術	K702-2$	1	ペムブロリズマブ		8 あり
				腹腔鏡下胃腸吻合術	K662-2	脾摘出術	K711	1	ラムシルマブ		7 あり
				胃瘻造設術（経皮的内視鏡下胃瘻造設術，腹腔鏡下胃瘻造設術を含む。）	K664	胆嚢摘出術	K672	1	トラスツズマブ		6 あり
				経皮経食道胃管挿入術(PTEG)	K664-2				オキサリプラチン		5 あり
				内視鏡的消化管止血術	K654				パクリタキセル		4 あり
					その他のKコード				ドセタキセル		4 あり
			内視鏡的胃，十二指腸ポリープ・粘膜切除術	内視鏡的胃，十二指腸ポリープ・粘膜切除術	K653$				化学療法ありかつ放射線療法なし		3 あり
			試験開腹術等	試験開腹術	K636				放射線療法		2 あり
				腹腔鏡下試験開腹術	K636-3				中心静脈注射	G005	1 あり
				腹腔鏡下試験開胸術	K636-4				人工呼吸	J045$	1 あり
			胃切除術 悪性腫瘍手術等	胃切除術 悪性腫瘍手術	K6552						
				噴門側胃切除術 悪性腫瘍切除術	K655-42						
				腹腔鏡下噴門側胃切除術 悪性腫瘍手術	K655-52						
				腹腔鏡下胃切除術 悪性腫瘍手術	K655-22						
				胃局所切除術	K654-2						
					K654-3$						
			胃全摘術 悪性腫瘍手術等	胃全摘術 悪性腫瘍手術	K6572						
				腹腔鏡下胃全摘術 悪性腫瘍手術	K657-22						

表1−17 診断群分類点数表（胃の悪性腫瘍）

番号	診断群分類番号	傷病名	手術名	手術・処置等1	手術・処置等2	定義副傷病	重症度等	入院日（日）			点数（点）		
								I	II	III	入院期間I	入院期間II	入院期間III
2623	060020xx99x0xx	胃の悪性腫瘍	なし		なし			4	10	30	2,761	2,155	1,831
2624	060020xx99x1xx	胃の悪性腫瘍	なし		1 あり			10	21	60	2,924	2,161	1,837
2625	060020xx99x2xx	胃の悪性腫瘍	なし		2 あり			11	22	60	2,618	1,935	1,645
2626	060020xx99x3xx	胃の悪性腫瘍	なし		3 あり			3	5	30	3,266	2,414	2,052
2627	060020xx99x4xx	胃の悪性腫瘍	なし		4 あり			2	4	30	3,546	2,709	2,302
2628	060020xx99x5xx	胃の悪性腫瘍	なし		5 あり			1	6	30	11,000	1,821	1,917
2629	060020xx99x6xx	胃の悪性腫瘍	なし		6 あり			2	5	30	9,271	2,651	2,254
2630	060020xx99x7xx	胃の悪性腫瘍	なし		7 あり			1	6	30	41,509	1,809	3,223
2631	060020xx99x8xx	胃の悪性腫瘍	なし		8 あり								
2632	060020xx97x0xx	胃の悪性腫瘍	その他の手術あり		なし			7	15	60	2,757	2,083	1,770
2633	060020xx97x1xx	胃の悪性腫瘍	その他の手術あり		1 あり			16	33	90	2,923	2,160	1,836
2634	060020xx97x2xx	胃の悪性腫瘍	その他の手術あり		2 あり			17	33	90	2,675	1,978	1,681
2635	060020xx97x3xx	胃の悪性腫瘍	その他の手術あり		3 あり			8	21	60	2,798	2,216	1,884
2636	060020xx97x4xx	胃の悪性腫瘍	その他の手術あり		4 あり			6	20	60	3,099	2,520	2,142
2637	060020xx97x5xx	胃の悪性腫瘍	その他の手術あり		5 あり			8	21	60	3,113	2,459	2,090
2638	060020xx97x6xx	胃の悪性腫瘍	その他の手術あり		6 あり			6	20	60	4,398	2,792	2,373
2639	060020xx97x7xx	胃の悪性腫瘍	その他の手術あり		7 あり			7	24	90	5,930	3,676	3,124
2640	060020xx97x8xx	胃の悪性腫瘍	その他の手術あり		8 あり								
2641	060020xx04xxxx	胃の悪性腫瘍	内視鏡的胃、十二指腸ポリープ・粘膜切除術					4	8	30	2,632	1,945	1,654
2642	060020xx03xxxx	胃の悪性腫瘍	試験開腹術等					5	12	60	2,809	2,358	2,123
2643	060020xx02xxxx	胃の悪性腫瘍	胃切除術 悪性腫瘍手術等					9	17	60	2,806	2,074	1,763
2644	060020xx01xxxx	胃の悪性腫瘍	胃全摘術 悪性腫瘍手術等					11	21	60	2,831	2,092	1,778

DPC における再入院ルール 8

診療報酬では，入院起算日に関する再入院ルールが設定されている。ここでは，医科診療報酬点数表による場合と DPC による場合の違いを示す。

（1）医科診療報酬点数表の場合

次の場合以外は，前回入院の起算日を引き継がなければならない。

① 退院後，治癒または治癒に近い状態までになり，再発等で再入院した場合。

② 退院日から 3 か月以上（悪性腫瘍および指定難病については 1 か月以上）の期間，同一傷病で他医療機関に入院または介護老人福祉施設に入所することなく経過した後に再入院した場合。

（2）DPC の場合

前回退院日の翌日から起算して 7 日以内の再入院であって，次の場合は，前回の入院日を起算日としなければならない。

① 前回入院の「医療資源を最も投入した傷病名」と再入院の際の「入院の契機となった傷病名」の診断群分類の上 2 桁（MDC）が同一の場合。

② 前回入院の「医療資源を最も投入した傷病名」と再入院の際の「医療資源を最も投入した傷病名」の診断群分類の上 6 桁（疾患）が同一の場合。

③ 前回入院の「医療資源を最も投入した傷病名」にかかわらず，再入院の際の「入院の契機となった傷病名」に各診断分類の定義テーブル上に定める医療資源を最も投入した傷病名欄に掲げる ICD コード以外（R コードや Z コード等）を選択した場合。または，「180040 手術・処置等の合併症」に定義される ICD コードを選択した場合。

※前回の退院時点において，今回の再入院が予定されていた場合であって，再入院の際の「医療資源を最も投入した傷病名」が悪性腫瘍でかつ，診断群分類区分において「化学療法あり」に該当する化学療法を行った場合は，同一傷病等での再入院に係る取り扱いから除外される。したがって，一連の入院とみなさず，再入院日を入院起算日とすることができる。

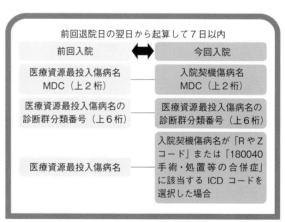

図 1 － 10　DPC において同一傷病等の再入院とみなされる場合

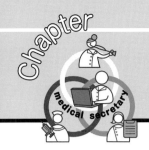
DPC レセプトと その解説

　ここでは，以下の 10 疾患について DPC レセプトを例示し，DPC レセプト作成に当たっての留意点等を解説する。

　なお，例示したレセプト中，一部の診療行為，薬剤および特定保険医療材料を省略した。留意いただきたい。

❶ 気管支肺炎（J180）

❷ 右上葉肺癌の疑い（C341）

❸ 急性下壁心筋梗塞（I211）

❹ S 状結腸癌（C187）

❺ 虫垂周囲膿瘍（K353）

❻ 右脛骨腓骨骨幹部開放骨折（S8221）

❼ 右乳房上外側部乳癌（C504）

❽ 心原性脳塞栓症（I634）

❾ 右尿管結石症（N201）

❿ 卵巣癌（C56）

　厚生労働省保険局医療課令和 2 年 3 月 31 日付事務連絡「疑義解釈資料の送付について（その 1）」より DPC に関連する部分を抜粋したものを，「資料：DPC に係る Q&A」として巻末に掲載した。参考にしていただきたい。

1 気管支肺炎（J180）

出来高に関係する施設基準	診療録情報
・患者サポート体制充実加算 ・救急医療管理加算	男性，81 歳，家庭からの入院 SpO_2　88%，BUN 23 mg/dL 慢性うっ血性心不全あり，利尿剤点滴投与も必要 急性呼吸不全（P/F300）

	分類番号					保険	14 日
	0400801499x013	診断群分類区分	肺炎等（市中肺炎かつ 75 歳以上） 手術なし 手術・処置等 2 なし 定義副傷病あり A-DROP スコア 3	転帰	診療実日数	公費①	日
傷病名	気管支肺炎	ICD10	傷病名	J180		公費②	日
副傷病名	慢性うっ血性心不全		副傷病名	I500			
今回入院年月日	令和 2 年 6 月 1 日	今回退院年月日	令和 2 年 6 月 14 日				

患者基礎情報	傷病情報	主傷病名 　J180　　　　　気管支肺炎 入院の契機となった傷病名 　J180　　　　　気管支肺炎 入院時併存傷病名 　I500　　　　　慢性うっ血性心不全 　J960　　　　　急性呼吸不全 　I200　　　　　不安定狭心症 入院後発症傷病名	包括評価部分	93｜6 月請求分 　　　　入 I　2,912　×　7　＝　20,384 　　　　入 II　2,152　×　7　＝　15,064 　　　35,448 ×　1.2321　　＝　43,675
	入退院情報	予定・緊急入院区分：2　緊急入院 前回退院年月日：平成 29 年 1 月 31 日 同一傷病での入院有無：有	出来高部分	60｜＊ B-A　　　　　　　50　×　1 　　　＊鼻腔・咽頭拭い液採取　5　×　1 90｜＊（患サポ）　　　　70　×　1 　　　＊（救医 1）　　　　950　×　7 　　　＊救急医療管理加算 1 算定コメント 　　　ウ）急性呼吸不全に該当する 　　　指標：P/F300
	診療関連情報	年齢：81 歳 重症度等：市中肺炎かつ 75 歳以上 　　　　　A-DROP スコア 3 手術・処置等 　手術なし		

36

【包括評価部分：診断群分類コード14桁】

※市中肺炎の定義：病院等の医療機関以外で日常生活をしていた人に発症する，ウイルス性，誤嚥性，間質性以外の肺炎をいう。

●1層目　傷病名に係る層：上位6桁

　肺炎をコーディングする際には肺炎が，市中肺炎，市中肺炎以外（ウイルス性肺炎，誤嚥性肺炎，間質性肺炎を除く），ウイルス性肺炎，誤嚥性肺炎，間質性肺炎のどれに該当するのか確認が必要である。ウイルス性肺炎，誤嚥性肺炎および間質性肺炎の場合，診断群分類（上位6桁）が異なるため注意しなければならない。

　この症例は，診療録に記載された入院時患者情報より気管支肺炎（ICD：J180）で，家庭からの入院であることがわかる。

　したがって，J180のICDが該当する診断群はMDC04呼吸器系疾患の「040080肺炎等」で，市中肺炎となる。

●2層目　手術の有無に係る層：上位9～10桁目

　診療録に記載された患者情報から手術は実施されていないことがわかる。

　したがって，「手術なし」を選択する。

●3層目　「手術・処置」「定義副傷病」「重症度」等に係る層：上位11～14桁目

① **手術・処置等1**：肺炎の診断群分類の定義上に，もともと分岐が存在しない。

② **手術・処置等2**：該当する医療行為は実施されていないため，「手術・処置等2なし」を選択する。

③ **定義副傷病**：肺炎の診断群分類の定義上には，「040190胸水，胸膜の疾患」，「050130心不全」，「060391偽膜性腸炎」の3つの診断群分類に該当するICD（傷病名）が定義副傷病として定義されている。ただし，DPCコーディングにおける定義副傷病の選択については，該当する傷病名が患者管理に影響を与えた場合に選択することとなっている。

　この症例では，慢性うっ血性心不全（I500）が「050130心不全」に該当し，診療録情報から，利尿剤の点滴投与を行っていることがわかる。したがって，患者管理に影響を与えていると判断できることから「定義副傷病あり」を選択する。

④ **重症度**：市中肺炎はA-DROPシステム（表2-1）を用いて重症度（表2-2）の評価を行い，該当する項目数で重症度を決定する。

　この症例では，（A）81歳の男性，（D）BUN 23 mg/dL，（R）SpO$_2$ 88%の3項目が該当するため，A-DROPスコア3となり，重症度は「重症」を選択する。

☞したがって，1層目から3層目までを順にコーディングすると，

『肺炎等（市中肺炎かつ75歳以上）／手術なし／手術・処置等2なし／定義副傷病あり／重症度：A-DROPスコア3』

となり，診断分類コード14桁は，「0400801499x013」となる。

表2－1　A-DROPシステム

A（＝ Age；年齢）	男性70歳以上，女性75歳以上
D（＝ Dehydration；脱水）	BUN 21 mg/dL以上または脱水あり
R（＝ Respiration；呼吸状態）	SpO_2 90％以下（PaO_2 60 torr以下）
O（＝ Orientation；意識障害）	意識障害あり
P（＝ Pressure；血圧）	収縮期血圧90 mmHg以下

表2－2　市中肺炎の重症度　※臨床上の重症度判定（DPC上では用いない）

軽　症	指標のいずれにも該当しない（外来治療）
中等度	指標の1つまたは2つを有するもの（外来または入院治療）
重　症	指標の3つを有するもの。 ただし，意識障害があれば1項目のみでも重症とする（入院治療）
超重症	指標の4つまたは5つを有するもの（ICU治療）

【出来高部分】

① **検査料**：検体採取料（B-A：動脈血採血，鼻腔・咽頭拭い液採取）は包括対象外となる。

② **入院料等**：患者サポート体制，救急医療管理加算は，入院基本料等加算として出来高算定が可能となる。

2 右上葉肺癌の疑い（C341）

<table>
<tr><th colspan="2">出来高に関係する施設基準</th><th colspan="2">診療録等の情報</th></tr>
<tr><td colspan="2">・療養環境加算
・患者サポート体制充実加算
・せん妄ハイリスク患者ケア加算</td><td colspan="2">・右上葉に肺癌を強く疑う腫瘍あり
・肺生検（経気管肺生検法）目的で入院
・病理結果は外来にて説明
・せん妄対策を実施</td></tr>
</table>

分類番号					
040040xx9910xx	診断群分類区分	肺の悪性腫瘍 手術なし 手術・処置等1あり 手術・処置等2なし	転	診療実日数	保険 3日
					公費① 日
傷病名 右上葉肺癌の疑い		ICD10	傷病名 C341	帰	公費② 日
副傷病名			副傷病名		
今回入院年月日 令和2年7月20日		今回退院年月日	令和2年7月22日		

			包括評価部分	93	7月診療分
傷病情報		(主傷病名) 　C341　　右上葉肺癌の疑い (入院の契機となった傷病名) 　C341　　右上葉肺癌の疑い (入院時併存病名) (入院後発症病名)			入Ⅰ　4,069　×　　　1　＝　　4,069 入Ⅱ　3,008　×　　　2　＝　　6,016 10,085 ×　　1.4858　　＝　　14,984

患者基礎情報	入退院情報	予定・緊急入院区分：1　予定入院	出来高部分	60	1 2	経気管肺生検法　　　　　　4,800 ×　　1 病理判断料　　　　　　　　　150 ×　　1
				90	1 2 3	退院　令和2年7月22日 患者サポート体制充実加算　70 ×　　1 せん妄ハイリスク患者ケア加算 　　　　　　　　　　　　　100 ×　　1 療養環境加算　　　　　　　　25 ×　　3
	診療関連情報	手術・処置等 　D415　　経気管肺生検法 　令和2年7月20日				

【包括評価部分：診断群分類コード 14 桁】
●1 層目　傷病名に係る層：上位 6 桁

　診療録情報より，肺癌が強く疑われる肺腫瘍生検目的で入院し，病理診断未確定のまま退院していることがわかる。

　DPC コーディングの基本と傷病名選択の定義として，「退院時点で診断が確定していない場合，疑われる傷病名に対して医療資源を最も投入したという前提で，○○疑い等，疑われる傷病名を医療資源病名として選択する」とされている。

　したがって，診断群は，右上葉肺癌の疑い（C341）として「040040 肺の悪性腫瘍」となる。

●2 層目　手術の有無に係る層：上位 9 〜 10 桁目

　診療録情報から，手術は実施されていないため，「手術なし」を選択する。

●3 層目　「手術・処置」「定義副傷病」「重症度」等に係る層：上位 11 〜 14 桁目
① 手術・処置等 1：定義上にある経気管肺生検法が実施されているため，「手術・処置等 1 あり」を選択する。
② 手術・処置等 2：該当する医療行為は実施されていないため，「手術・処置等 2 なし」を選択する。
③ 定義副傷病：手術なし＋手術・処置等 1 あり＋手術・処置等 2 なし の場合，定義副傷病の分岐は存在しない。

　☞したがって，1 層目から 3 層目までを順にコーディングすると，
　『肺の悪性腫瘍／手術なし／手術・処置等 1 あり／手術・処置等 2 なし』
　となり，診断群分類コード 14 桁は，「040040xx9910xx」となる。

【出来高部分】

　DPC では，検査は包括対象となるが。この症例では，出来高算定対象となる「診断穿刺・検体採取」に該当する「D415 経気管肺生検法」が実施されており，その技術料が算定できる。

　局所麻酔剤等の薬剤は包括となる。また，病理判断料も算定が可能である。

請求診断群分類を誤るとどうなるか？

この事例において請求診断群分類を誤るとどうなるかを考えてみよう。

●良性腫瘍「040030」でコーディングした場合

	入院期間①	点数	入院期間②	点数	入院期間③	点数
040030xx99xxxx 呼吸器系の良性腫瘍	1～2日	3,404点	3～4日	2,516点	5～30日	2,139点

((3,404点×2日間) + (2,516点×1日間))×医療機関係数1.4858 = **13,854点** ·················①

●悪性腫瘍「040040」でコーディングした場合

	入院期間①	点数	入院期間②	点数	入院期間③	点数
040040xx9910xx 肺の悪性腫瘍	1日	4,069点	2～3日	3,008点	4～30日	2,556点

((4,069 × 1日間) + (3,008 × 2))×医療機関係数1.4858 = **14,984点** ·················②

■ ②−① = **+1,130**点と肺の悪性腫瘍のほうが点数は高くなる。しかし，これは，アップコーディング*とはならず，DPCにおけるコーディングのルール上，適切である。

*アップコーディング：DPCにおいて診断群分類の決定は，Chapter 1 で述べたとおり，医療資源投入量（ヒト・モノ・カネ）や実際の臨床情報（診断・治療）等の根拠のもとになされなければならない。アップコーディングとは，一入院期間に複数の傷病名が存在した場合等において医療資源投入量等を根拠とせず，診断群分類点数を比較したうえで恣意的に高い診断群分類（傷病名）を医療資源病名として選択する行為である。

3 急性下壁心筋梗塞（I211）

出来高に関係する施設基準	診療録等の情報	患者情報
・療養環境加算 ・ハイケアユニット入院医療管理料 ・画像診断管理加算2 ・救急医療管理加算 ・救急告示病院 ・夜間休日救急搬送医学管理料 ・救急搬送看護体制加算1 ・手術の通則4,5および6に掲げる手術 ・急性期一般入院料1	・自院初診 　　　受付時間　19時20分 ・救急搬送 ・放射線科医師より読影レポートあり	・症状自覚　19時00分 ・救急車搬入時間　19時20分 ・虚血症状確認　19時20分 ・心電図所見確認　19時25分 ・心臓超音波所見確認　19時30分 ・責任病変再開通時刻　20時42分

分類番号			保険	16 日
050030xx97000x	診断群分類区分	急性心筋梗塞（続発性合併症を含む），再発性心筋梗塞 その他の手術あり 手術・処置等1なし，1あり 手術・処置等2なし 定義副傷病なし	転帰	診療実日数
傷病名	急性下壁心筋梗塞	ICD10	傷病名 I211	公費① 日
副傷病名			副傷病名	
今回入院年月日	令和 2 年 10 月 2 日	今回退院年月日	令和 2 年 10 月 17 日	公費② 日

患者基礎情報	傷病情報	（主傷病名） 　I211　急性下壁心筋梗塞 （入院の契機となった傷病名） 　I211　急性下壁心筋梗塞 （入院時併存病名） 　I10　高血圧症 　E780　高コレステロール血症 （入院後発症病名）	包括評価部分	93	10月診療分 　入Ｉ　2,960　×　6 ＝ 17,760 　入Ⅱ　2,188　×　6 ＝ 13,128 　入Ⅲ　1,860　×　4 ＝ 7,440 　38,328 ×　1.4858 ＝ 56,948
	入退院情報	予定・緊急入院区分：3　緊急入院　（2以外の場合）	出来高部分	11 1 2	初診料 時間外特例医療機関加算（初診） 　　　　　　518 × 1
				13 1	夜間休日救急搬送医学管理料 救急搬送看護体制加算1　1,000 × 1
				50 1	経皮的冠動脈ステント留置術（急性心筋梗塞） 時間外特例医療機関加算2（手術） 手術時間　20：09～21：08 2　　　　　　48,132 × 1
					※術中に使用した特定保険医療材料の詳細は省略
				60 1	B-A　　　　　　　50 × 1
				70 1	画像診断管理加算2（コンピュータ断層診断） 　　　　　　　180 × 1
	診療関連情報	手術・処置等 K5491 経皮的冠動脈ステント留置術 急性心筋梗塞に対するもの 実施（予定）年月日：令和2年10月2日 D2062 心臓カテーテル法による諸検査（一連の検査について） 左心カテーテル 実施（予定）年月日：令和2年10月2日		90 1 2 ケ 3	退院　令和2年10月17日 救急医療管理加算1　1,950 × 5 緊急手術，緊急カテーテル治療・検査又はt-PA療法を必要とする状態（救急医療管理加算1） 入院後3日以内に実施した主要な診療行為（救急医療管理加算1）：経皮的冠動脈ステント留置術（急性心筋梗塞） 療養環境加算　　　　25 × 14
				92 1	ハイケアユニット入院医療管理料1 （14日以内）　　　5,023 × 2

42

【包括評価部分：診断群分類コード 14 桁】

●1 層目　傷病名に係る層：上位 6 桁

　急性下壁心筋梗塞（ICD：I211）の診断で緊急入院し，経皮的冠動脈ステント留置術が実施されていることから，当該疾患が医療資源病名であることは明白である。

　したがって，診断群は，急性下壁心筋梗塞（I211）として「050030 急性心筋梗塞（続発性合併症を含む），再発性心筋梗塞」となる。

●2 層目　手術の有無に係る層：上位 9 〜 10 桁目

　この症例で実施された K5491 経皮的冠動脈ステント留置術（急性心筋梗塞）は，手術の分岐において「その他の手術」に区分されていることから，「その他の手術あり」を選択する。

●3 層目　「手術・処置」「定義副傷病」「重症度」等に係る層：上位 11 〜 14 桁目

① **手術・処置等 1**：治療の流れの中で，経皮的冠動脈ステント留置術は，心臓カテーテル検査を行い，冠動脈の閉塞や狭窄部位を特定してから実施するため，手術・処置等 1 の① D206 心臓カテーテル法による諸検査を選択する。

　手技の一連の流れの中で，診療報酬を算定できなくても，ツリー図上の分岐に定義されていれば選択が可能である。しかし，当該診断群の分岐において，① D206 心臓カテーテル法による諸検査を選択した場合，「なし」と同様の分岐をたどる。

② **手術・処置等 2**：該当する医療行為は実施されていないため，「手術・処置等 2 なし」を選択する。

③ **定義副傷病**：定義副傷病である「040080 肺炎等」が，この症例では存在しないため，「なし」を選択する。

　☞したがって，1 層目から 3 層目までを順にコーディングすると，

『急性心筋梗塞／その他の手術あり／手術・処置等 1 なし①あり／手術・処置等 2 なし／定義副傷病なし』

となり，診断分類コード 14 桁は，「050030xx97000x」となる。

【出来高部分】

① **初診料・医学管理料**：救急告示病院に時間外初診，救急車で搬送されて緊急入院しており，初診料（時間外特例医療機関加算）と夜間休日救急搬送医学管理料＋救急搬送看護体制加算 1 が算定可能である。

② **手術料**：経皮的冠動脈ステント留置術（急性心筋梗塞）が算定可能である。ここでは省略しているが，手術室において使用された薬剤および特定保険医療材料も算定可能である。

なお，当該点数は表2-3に掲げる項目をすべて満たす必要があり，注意が必要である。

表2-3　経皮的冠動脈ステント留置術（急性心筋梗塞）の算定要件

① 心臓カテーテル法における75%以上の狭窄病変が存在する症例に対して当該手術を行っている。
② 心筋トロポニンTまたは心筋トロポニンIが高値である。当該検査ができないときはCK-MBが高値である。
③ 該当項目（イ〜ホのいずれかに該当）およびその所見のえられた時刻を記入する。 　イ　胸痛等の虚血症状 　ロ　新規のST-T変化または新規の左脚ブロック 　ハ　新規の異常Q波の出現 　ニ　心臓超音波検査または左室造影で認められる新規の心筋の可動性低下または壁運動異常 　ホ　冠動脈造影で認められる冠動脈内の血栓
④ 症状発生から12時間以内に来院し，来院からバルーンカテーテルによる責任病変の再開通が90分以内である。

③ **その他**：検査区分であっても検体採取料に係る手技料は出来高評価であり，B-A（動脈血採取料）が算定できる。また，画像診断管理加算も出来高評価であり，算定が可能である。

④ **入院料**：この症例では手術後にハイケアユニットへ入室している。

DPC期間中に算定する特定集中治療室管理料や救命救急入院料およびハイケアユニット入院医療管理料等の特定入院料は，医科点数表に掲げる点数とは異なる。その医療機関の届出入院基本料の種別ごとに点数が設定されている（表2-4参照）。

また，DPC期間中において特定入院料を算定する場合の包括ルールは，特定入院料ではなく，DPCの包括ルールを適用しなければならないので注意が必要である。

表2-4　DPCにおける特定入院料の一例

特定入院料の種類	届出入院基本料		
	①特定機能病院入院基本料	②専門病院入院基本料	①，②以外
救命救急入院料1			
3日以内の期間	8,129点	8,329点	8,391点
4日以上7日以内の期間	7,156点	7,356点	7,418点
8日以上14日以内の期間	5,803点	6,003点	6,065点
特定集中治療室管理料1			
7日以内の期間	12,117点	12,317点	12,379点
8日以上14日以内の期間	10,539点	10,739点	10,801点
ハイケアユニット入院医療管理料1			
14日以内の期間	4,761点	4,961点	5,023点
15日以上21日以内の期間	5,266点	5,266点	5,281点

4 S状結腸癌（C187）

<table>
<tr><th>出来高に関係する施設基準</th><th>診療録等の情報</th></tr>
<tr>
<td>
・急性期一般入院1
・療養環境加算
・人工肛門・人工膀胱造設術前処置加算
・特定集中治療室管理料3
</td>
<td>
・術前に医師と認定看護師と共同で人工肛門造設部のマーキング施行
・結腸切除術（悪性腫瘍手術），人工肛門造設術併施
・自動縫合器4個，自動吻合器1個使用
・術中迅速病理標本作製
・術中肺血栓塞栓症予防としてフットポンプ使用
・術後2日目まで硬膜外留置カテーテルから麻酔剤の持続注入
・術後2日目に一般病棟へ転棟
</td>
</tr>
</table>

分類番号				転帰	診療実日数	保険	4日
060035xx011xxx	診断群分類区分	結腸（虫垂を含む）の悪性腫瘍 結腸切除術　全切除，亜全切除又は悪性腫瘍手術等 手術・処置等1あり				公費①	日
傷病名	S状結腸癌	ICD10	傷病名　C187			公費②	日
副傷病名			副傷病名				
今回入院年月日	令和2年6月27日	今回退院年月日	令和　年　月　日				

<table>
<tr>
<td rowspan="6">患者基礎情報</td>
<td rowspan="2">傷病情報</td>
<td>
主傷病名
　C187　　　　　　　　S状結腸癌

入院の契機となった傷病名
　C187　　　　　　　　S状結腸癌

入院時併存傷病名

入院後発症傷病名
</td>
<td rowspan="2">包括評価部分</td>
<td>93</td>
<td>
6月請求分
入I　　2,918 ×　　　 4　　 ＝　　11,672

　　　11,672 × 1.1234　　 ＝　　13,112
</td>
</tr>
<tr><td></td><td></td></tr>
<tr>
<td rowspan="2">入退院情報</td>
<td>
予定・緊急入院区分：1　予定入院

前回退院年月日：

同一傷病での入院有無：無
</td>
<td rowspan="3">出来高部分</td>
<td>13</td>
<td>＊肺血栓塞栓症予防管理料　305 × 1</td>
</tr>
<tr>
<td></td>
<td>50</td>
<td>
＊結腸切除術（全切除，亜全切除又は悪性腫瘍手術）
　自動縫合器加算　4個
　自動吻合器加算　1個
　人工肛門造設加算
　人工肛門・人工膀胱造設術前処置加算（28日）　　53,630 × 1

＊閉鎖循環式全身麻酔5　240分
　硬膜外麻酔（頸・胸部）併施加算
　240分（28日）　　10,650 × 1

※術中使用薬剤および特定保険医療材料の詳細は省略

＊硬膜外麻酔後における局所麻酔剤の持続的注入　　80 × 2
</td>
</tr>
<tr>
<td rowspan="2">診療関連情報</td>
<td>
手術・処置等
　K7193
　結腸切除術（全切除，亜全切除又は悪性腫瘍手術）
　令和2年6月28日実施

　K726
　人工肛門造設術
　令和2年6月28日実施
</td>
<td>60</td>
<td>
＊T－M/OP　　1,990 × 1
＊病理判断料　　150 × 1
</td>
</tr>
<tr>
<td></td>
<td>90</td>
<td>＊（環境）　　25 × 2</td>
</tr>
</table>

| 92 | ＊特定集中治療室管理料3
（7日以内）　　7,865 × 2 |

【包括評価部分：診断群分類コード 14 桁】

●1層目　傷病名に係る層：上位6桁

　S状結腸癌（ICD：C187）に対して悪性腫瘍切除術等が実施されている。医療資源病名の選択としては適切である。

　したがって，診断群は「060035 結腸（虫垂を含む）の悪性腫瘍」となる。

●2層目　手術の有無に係る層：上位9〜10桁目

　K7193 結腸切除術（全切除，亜全切除又は悪性腫瘍手術）が実施されているため，ツリー図上の分岐において当該手術が定義されている K7193 等を「あり」として選択する。

●3層目　「手術・処置」「定義副傷病」「重症度」等に係る層：上位11〜14桁目

① **手術・処置等1**：人工肛門造設が実施され，手術料の算定においては，K7193 結腸切除術（全切除，亜全切除又は悪性腫瘍手術）の注加算として人工肛門造設加算を算定している。DPC コーディングにおいては，人工肛門造設加算を人工肛門造設術としてコーディング可能である。

　したがって，「手術・処置等1あり」となる。

　なお，複数手術を実施した場合，併算定等の診療報酬算定ルールにおいて算定できない手術がツリー図上の分岐に存在する場合は，その分岐を選択することができるので注意が必要である。

② **手術・処置等2**：手術の分岐において K7193 等を選択した場合，手術・処置等2の分岐は存在しない。

③ **定義副傷病**：「手術 K7193 等あり→手術・処置等1あり」を選択した場合，定義副傷病の分岐は存在しない。

　☞したがって，1層目から3層目までを順にコーディングすると，

　『結腸の悪性腫瘍／手術 K7193 等あり／手術・処置等1あり』

　となり，診断分類コード 14 桁は，「060035xx011xxx」となる。

【出来高部分】

① **医学管理料**：手術中にフットポンプ（間歇的空気圧迫装置）により，肺塞栓予防を実施している。また，「肺血栓塞栓症および深部静脈血栓症の診断，治療，予防に関するガイドライン」において一般外科領域では 40 歳以上の癌の大手術は高リスクとされている。予防法としても間歇的空気圧迫法が推奨されていることから肺血栓塞栓症予防管理料が算定できる。

　厳密な定義はされていないが，大手術とは，すべての腹部手術またはその他の 45

分以上要する手術を基本とし，麻酔法，出血量，手術時間等を参考に総合的に評価するとされている。

② **手術料**：結腸切除術（悪性腫瘍手術）および人工肛門造設術が施行されている。DPC コーディングでは人工肛門造設術を選択するが，診療報酬算定においては人工肛門造設加算を算定する。また，術前に人工肛門造設予定部にマーキングを行っているため，人工肛門・人工膀胱造設術前処置加算を算定できる。

　当該点数は，実際に人工肛門造設術等が算定できない場合であっても算定可能であり，算定漏れのないよう注意が必要である。

③ **麻酔料**：閉鎖循環式全身麻酔＋硬膜外麻酔併施が行われている。この際に留置した硬膜外カテーテルを抜去せず，留置したカテーテルに PCA セットを接続し，局所麻酔剤の持続的注入を行っているため，硬膜外麻酔後における局所麻酔剤の持続的注入の点数を算定する。

　なお，DPC 算定においては，手術・麻酔区分では出来高算定が可能であるが，「手術に係わる費用として別途算定可能な薬剤は，当該手術の術中に用いたものに限られ，それ以外の薬剤については別途算定できない」と定められているため，術後に追加使用した麻酔薬剤は算定不可となる。

④ **病　理**：診療録等の情報から，術中迅速病理標本を作製していることがわかる。DPC において術中迅速病理標本作製料は出来高算定が可能であるが，手術当日にICU に入室したため，特定集中室管理料の包括ルールを適用すると算定できない。

　しかし，DPC 対象期間中における，特定入院料の取り扱いとして，包括対象項目は DPC の包括対象項目を適用するため，算定が可能である。あわせて，病理判断料も算定可能となる。

⑤ **入院料**：特定集中治療室管理料は DPC においては包括評価点数の加算という形での評価となるため，通常の医科点数表に掲げられている点数とは異なるので注意が必要である（急性下壁心筋梗塞症例参照）。

5 虫垂周囲膿瘍（K353）

出来高に関係する施設基準	診療録等の情報
・療養環境加算 ・患者サポート体制充実加算 ・二次救急輪番病院 ・薬剤管理指導料 ・麻酔管理料1 ・画像診断管理加算2	・虫垂炎保存的治療入院歴あり 　（令和2年12月25日〜12月31日） ・救急外来受診　　5時52分 ・放射線科医師より読影レポートあり

分類番号		診断群分類区分	虫垂炎 手術名：虫垂切除術　虫垂周囲膿瘍等を伴うもの等	転帰	1 治癒	診療実日数	保険	9日
060150xx02xxxx							公費①	日
傷病名	虫垂周囲膿瘍	ICD10	傷病名	K353			公費②	日
副傷病名			副傷病名					
今回入院年月日	令和 3 年 1 月 21 日	今回退院年月日	令和 3 年 1 月 29 日					

患者基礎情報

傷病情報

（主傷病名）
　K353　　虫垂周囲膿瘍
（入院の契機となった傷病名）
　K358　　急性虫垂炎
（入院時併存病名）

（入院後発症病名）

包括評価部分

	93	1月診療分				
		入I	3,269 ×	4	=	13,076
		入II	2,416 ×	5	=	12,080
		25,156	×	1.4858	=	37,377

入退院情報

予定・緊急入院区分：2　緊急入院
前回同一傷病での入院の有無：（有）

診療関連情報

手術・処置等
K718-22
腹腔鏡下虫垂切除術　虫垂周囲膿瘍を伴うもの
実施（予定）年月日：令和3年1月22日

出来高部分

13	1	薬剤管理指導料（1の患者以外の患者） 325 × 2
	2	21 日　　25 日
50	1	腹腔鏡下虫垂切除術（虫垂周囲膿瘍を伴うもの） 超音波凝固切開装置加算 22 日　　　　　　25,050 × 1 ※術中使用薬剤及び特定保険医療材料の詳細は省略
54	1	閉鎖循環式全身麻酔4　　69 分 閉鎖循環式全身麻酔5　　40 分 22 日　　　　　　6,610 × 1 麻酔管理料1（閉鎖循環式全身麻酔） 1,050 × 1
70	1	画像診断管理加算2（コンピューター断層診断）　　180 × 1
90	1	退院　令和3年1月29日 患者サポート体制充実加算　70 × 1 時間外特例医療機関加算（外来診療料）（入院）　　　　180 × 1
	2	療養環境加算　　　　25 × 9 入院歴 令和2年12月25日〜令和2年12月31日

【包括評価部分：診断群分類コード 14 桁】
●1 層目　傷病名に係る層：上位 6 桁
　虫垂周囲膿瘍（ICD：K353）に対して，腹腔鏡下で虫垂切除を実施しており，医療資源病名の選択としては適切である。したがって，診断群は「060150 虫垂炎」となる。

●2 層目　手術の有無に係る層：上位 9 ～ 10 桁目
　K718-22 腹腔鏡下虫垂切除術（虫垂周囲膿瘍を伴うもの）が実施されているため，ツリー図上の分岐において当該手術が定義されている K7182 等を「あり」として選択する。

●3 層目　「手術・処置」「定義副傷病」「重症度」等に係る層：上位 11 ～ 14 桁目
① **手術・処置等 1**：当該診断群において手術・処置等 1 は分岐上，定義されていない。
② **手術・処置等 2**：中心静脈注射，人工腎臓（その他の場合），人工呼吸が定義テーブルには存在するが，全国的に症例数が少ないか，医療機関によって医療資源投入量等にバラツキがあり，現状では，分岐上，定義されていない。
③ **定義副傷病**：手術ありを選択した場合，定義副傷病の分岐は存在しない。

　☞したがって，1 層目から 3 層目までを順にコーディングすると，
　『虫垂炎／手術 K7182 等あり』
　となり，診断分類コード 14 桁は，「060150xx02xxxx」となる。

【出来高部分】
① **薬剤管理指導料**：薬剤師による服薬指導が行われている。服薬指導については，「患者 1 人につき週 1 回かつ月 4 回に限り算定する」とされており，ここでいう週 1 回とは日曜日～土曜日をさすため，本例では，21 日（木曜）および 25 日（月曜）の 2 回を算定している。
　　以前は，2 回以上算定する場合は，算定の間隔が 6 日以上必要であったが，平成 28 年度の診療報酬改定で，その規定は削除された。
② **手術料**：術前 CT では明らかな虫垂周囲膿瘍の所見はなかったが，術中に膿瘍が確認され，「K718-22 腹腔鏡下虫垂切除術　虫垂周囲膿瘍を伴うもの」を算定している。
　　膿瘍や腹膜炎を伴う場合，腹腔鏡下手術から開腹術へ移行される場合があるため，手術伝票のみならず，手術記録や診療録での確認が重要となる。
③ **麻酔料**：腹腔鏡下手術のため気腹時間は閉鎖循環式全身麻酔 4 を算定し，その他時間は閉鎖循環式全身麻酔 5 を算定する。複数の麻酔を算定する際には，一番高い点数区分から順に充当していく。
④ **その他**：読影レポートによる報告があり，「画像診断管理加算 2」を算定している。入院料については，再診患者が二次救急輪番病院である医療機関に時間外に受診し，

緊急入院となっていることから，時間外特例医療機関加算を算定する。

　なお，当症例は，診療録情報から，今回の入院前1か月以内に入院歴があり，前回と同一傷病を契機に入院していることがわかる。医科レセプトのルールでは，今回の入院は，前回の入院日を入院起算日としなければならない。しかし，DPCでは，同一傷病の再入院であっても前回の退院日の翌日から起算して8日以上経過していれば，再入院日が入院起算日となる。したがって，入院初日のみ算定できる患者サポート体制充実加算も算定が可能である。

6 右脛骨腓骨骨幹部開放骨折（S8221）

出来高に関係する施設基準	診療録等の情報
・麻酔管理料 1	・当院初診（時間内） ・救急搬送 ・開放骨折で転位著明にて右脛骨に対して鋼線牽引施行 ・右脛骨腓骨両骨に対して観血的整復固定術施行（別皮切）

	分類番号	診断群分類区分	下腿足関節周辺開放骨折 骨折観血的手術　鎖骨，膝蓋骨，手（舟状骨を除く），足，指（手，足）その他等	転		保険	6 日
	160840xx01xxxx				診療実日数	公費①	日
傷病名	右脛骨腓骨骨幹部開放骨折	ICD10	傷病名	S8221	帰		
副傷病名			副傷病名			公費②	日
今回入院年月日	令和 2 年 7 月 26 日	今回退院年月日	令和　年　月　日				

			包括評価部分	93	7 月請求分
患者基礎情報	傷病情報	主傷病名 　S8221　　　　　　　　右脛骨腓骨骨幹部開放骨折 入院の契機となった傷病名 　S8221　　　　　　　　右脛骨腓骨骨幹部開放骨折 入院時併存傷病名 入院後発症傷病名			入 I　　2,396　×　　　6　　=　14,376 　　　　14,376 ×　　1.2015　　=　17,273

			出来高部分	11	*初診（入院）　　　　　　　288 × 1
患者基礎情報	入退院情報	予定・緊急入院区分：3　緊急入院（2 以外の場合） 前回退院年月日： 同一傷病での入院有無：無		50	*鋼線等による直達牽引（初日） 　（26 日）　　　　　　　3,620 × 1 *キシロカイン注シリンジ 1% 10 mL 　1 筒　　　　　　　　　　19 × 1 *骨折観血的手術（下腿） 　（右脛骨）（別皮切） 　（31 日）　　　　　　15,980 × 1 *骨折観血的手術（下腿） 　（右腓骨）（別皮切） 　（31 日）　　　　　　15,980 × 1 ※術中使用薬剤および特定保険医療 　材料の詳細は省略 *閉鎖循環式全身麻酔 5　　150 分 　　　　　　　　　　　　6,600 × 1 *麻酔管理料 1（閉鎖循環式全身麻 　酔）　　　　　　　　　1,050 × 1
	診療関連情報	手術・処置等 　K0462 　骨折観血的手術（下腿） 　令和 2 年 7 月 31 日実施 　K083 　鋼線等による直達牽引（初日） 　令和 2 年 7 月 26 日実施			

【包括評価部分：診断群分類コード 14 桁】
●1 層目　傷病名に係る層：上位 6 桁

　右脛骨腓骨骨幹部開放骨折（ICD：S8221）に対して，観血的整復固定術が実施されている。医療資源病名の選択としては適切である。

　この例では，適切に表記されているが，注意しなければならないのは，骨折の場合，ICD の 5 桁目のコードとなる開放性か閉鎖性かを表記することである。開放性か閉鎖性かによって診断群（上位 6 桁）が異なってくるからである。表記が不適切だと，レセプト請求額や在院日数にも影響を及ぼすことになる。

　したがって，この症例の ICD8221 の対象となる診断群は「160840 下腿足関節周辺の開放骨折」となる。

●2 層目　手術の有無に係る層：上位 9 〜 10 桁目

　手術の選択においては当該診断群には 3 つの分岐があり，選択優先度は《K0463 等》→《K0483 等》→《その他》の順となる。

　1 つの項目（手術，手術・処置等）において複数の分岐に該当する場合は，下方を優先的に選択することとなっている。

　本例では，K083 直達牽引（初日），K0462 骨折観血的手術（下腿）の手術を行ってい

表2−5　「160840 下腿足関節周辺の開放骨折」における手術の定義テーブル

手術区分	手術名	
《その他の手術》	その他の K コード	
《K0483 等》	K0483	骨内異物（挿入物を含む）除去術 　　　　　　　　　前腕・下腿
	K0484	骨内異物（挿入物を含む）除去術 　　　鎖骨・膝蓋骨・手・足・指（手，足）その他
《K0463 等》	K0452	骨折経皮的鋼線刺入固定術 　　　　　　　　　前腕・下腿
	K0453	骨折経皮的鋼線刺入固定術 　　　鎖骨・膝蓋骨・手・足・指（手，足）その他
	K0462	骨折観血的手術 　　　前腕・下腿・手舟状骨
	K0463	骨折観血的手術 　　　鎖骨・膝蓋骨・手（舟状骨除く）・足・指（手，足）その他
	K046-22	観血的整復固定術（インプラント周囲骨折に対するもの） 　　　　　　　　　前腕・下腿
	K046-23	観血的整復固定術（インプラント周囲骨折に対するもの） 　　　手・足・指（手，足）
	K047-3	超音波骨折治療法（一連につき）
	K0732	関節内骨折観血的手術　胸鎖・手・足

る。したがって，表2－5より，K0462骨折観血的手術が定義されている K0463 等の分岐を選択する。

●3層目 「手術・処置」「定義副傷病」「重症度」等に係る層：上位 11 ～ 14 桁目

① **手術・処置等1**：植皮術や皮弁作成等が定義テーブルに存在するが，全国的に症例数が少ないか，医療機関によって医療資源投入量等にバラツキがあり，現状では，分岐上，定義されていない。

② **手術・処置等2**：中心静脈注射，人工腎臓（その他の場合），人工呼吸が定義テーブルには存在するが，全国的に症例数が少ないか，医療機関によって医療資源投入量等にバラツキがあり，現状では，分岐上，定義されていない。

③ **定義副傷病**：当該診断群分類に定義副傷病の分岐は存在しない。

　　　☞したがって，1層目から3層目までを順にコーディングすると，
『下腿足関節周辺開放骨折／手術 K0463 等あり』
となり，診断群分類コード 14 桁は，「160840xx01xxxx」となる。

【出来高部分】

・**手術料**：この例は脛骨腓骨骨幹部開放骨折である。下腿骨には脛骨，腓骨の2本の骨がある。手術では骨折している両骨を固定するために別皮切（それぞれの骨を固定するために術野を2箇所確保）で行っており，別の手術野として算定が可能である。したがって，K0462骨折観血的手術（下腿骨）×2となる。
　　これは，前腕骨（橈骨・尺骨）の場合も同様である。

表2－6　四肢骨骨折の代表的な呼称

呼　称	状　態
遠位端骨折	骨端骨折で骨折部位が体幹に遠い
近位端骨折	骨端骨折で骨折部位が体幹に近い
骨幹部骨折	骨の中央部付近の骨折
開放骨折	骨折部が皮膚を突き破り，骨が露出した状態（＝複雑骨折）
粉砕骨折	骨がバラバラになるような骨折

　　足関節は脛骨，腓骨，距骨の3つの骨で構成され，足関節の内果と後果は脛骨の遠位部にあたり，外果は腓骨の遠位部にあたる。脛骨遠位端骨折の場合は足関節内果骨折や足関節後果骨折＝足関節骨折の場合があるため診療録をよく読み，誤りのないコーディング・算定を行うことが必要である。

出来高に関係する施設基準	診療録等の情報
・療養環境加算	・女性，45歳 ・右C領域の乳癌 ・術前に弾性ストッキングの使用あり ・術中に間歇的空気圧迫法施行 ・乳房切除・腋窩鎖骨下部郭清あり・胸筋切除なし ・術後2日目，医師によるリンパ浮腫指導を施行 ・術中迅速病理標本作製 ・外来でセンチネルリンパ節生検にて転移確認済み

分類番号		診断群分類区分	乳房の悪性腫瘍 手術名：乳腺悪性腫瘍手術　乳房部分切除術（腋窩部郭清を伴うもの（内視鏡下によるものを含む。））等 手術・処置等1なし	転帰	2.軽快	診療実日数	保険	7日
090010xx010xxx							公費①	日
傷病名	右乳房上外側部乳癌	ICD10	傷病名 C504				公費②	日
副傷病名			副傷病名					

今回入院年月日	令和2年10月1日	今回退院年月日	令和2年10月7日

患者基礎情報	傷病情報	(主傷病名) 　C504　　右乳房上外側部乳癌 (入院の契機となった傷病名) 　C504　　右乳房上外側部乳癌 (入院時併存病名) (入院後発症病名)	包括評価部分	93	10月診療分 　　入I　2,770　×　5　＝　13,850 　　入II　2,047　×　2　＝　4,094 　　17,944　×　1.4858　＝　26,661
	入退院情報	予定・緊急入院区分：1　予定入院	出来高部分	13	1　肺血栓塞栓症予防管理料　　305×　1 2　リンパ浮腫指導管理料　　　100×　1 　　手術実施年月日（リンパ浮腫指導管理料（入院））：令和2年10月2日
				50	1　乳腺悪性腫瘍手術（乳房切除術・胸筋切除を併施しない） 　　2日　　　　　　　　　42,350×　1
	診療関連情報	手術・処置等 　K4765 　乳腺悪性腫瘍手術 　乳房切除術（腋窩鎖骨下部郭清を伴うもの）・胸筋切除を併施しないもの 　実施（予定）年月日：令和2年10月2日		54	1　閉鎖循環式全身麻酔5　187分 　　　　　　　　　　　　　7,800×　1 　※術中に使用した特定保険医療材料の詳細は省略
				60	1　T-M/OP　　　　　　　1,990×　1 2　病理判断料　　　　　　　150×　1
				90	1　療養環境加算　　　　　　　25×　7

【包括評価部分：診断群分類コード14桁】

●1層目　傷病名に係る層：上位6桁

　乳癌は，発生区域を詳細に傷病名に表記し，適切なコーディングを行わなければならない。乳房の悪性腫瘍の発生部位についてはアルファベットで表記されることが多い。

　乳癌が最も多く発生するのは　外側上部（C），次いで内側上部（A），外側下部（D），内側下部（B），乳輪部（E）の順番である（図2－1参照）。

　したがって，医療資源病名は，右C区域に発生した癌であることから，「右乳房上外側部乳癌（ICD：C504）」となり，診断群は「090010 乳房の悪性腫瘍」となる。

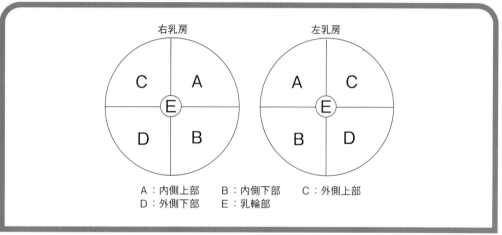

図2－1　乳癌の発生区域

●2層目　手術の有無に係る層：上位9～10桁目

　K4765乳房悪性腫瘍手術　乳房切除術（腋窩鎖骨下部郭清を伴うもの）・胸筋切除を併施しないもの，を実施していることから，手術ありでK4764等の分岐を選択する。

●3層目　「手術・処置」「定義副傷病」「重症度」等に係る層：上位11～14桁目

① **手術・処置等1**：定義された行為を行っていないため「手術・処置等1なし」を選択。

② **手術・処置等2**：当該診断群において，手術ありの場合，その他の手術以外の分岐に手術・処置等2の分岐は存在しない。

③ **定義副傷病**：手術ありを選択した場合，定義副傷病の分岐は存在しない。

　☞したがって，1層目から3層目までを順にコーディングすると，
　『乳房の悪性腫瘍／手術K4764等あり／手術・処置等1なし』
　となり，診断群分類コード14桁は，「090010xx010xxx」となる。

【出来高部分】

① 医学管理料

肺血栓塞栓症予防管理料：40歳以上で悪性腫瘍手術を施行しており，術前より弾性ストッキングを装着し，術中・術後に間歇的空気圧迫法を実施していることから算定できる。

リンパ浮腫指導管理料：腋窩鎖骨下部のリンパ節郭清を伴う乳房切除を施行し，術後にリンパ浮腫に関する指導を行ったと診療録に記載されており，算定可能である。

なお，リンパ浮腫指導管理料における算定要件となる指導項目は表2－7を参照されたい。

表2－7　リンパ浮腫指導管理料における指導項目

ア）リンパ浮腫の病因と病態
イ）リンパ浮腫の治療方法の概要
ウ）セルフケアの重症性と局所へのリンパ液の停滞予防および改善するための具体的実施方法 　（イ）リンパドレナージに関すること 　（ロ）弾性着衣または弾性包帯による圧迫に関すること 　（ハ）弾性着衣または弾性包帯を着用した状態での運動に関すること 　（ニ）保湿および清潔の維持等のスキンケアに関すること
エ）生活上の具体的注意事項 　リンパ浮腫を発症または増悪させる感染症または肥満の予防に関すること
オ）感染症の発症等増悪時の対処方法 　感染症の発症等増悪時における診療および投薬の必要性に関すること

② **手術料**：乳房切除術＋腋窩リンパ節郭清を行っているため，「K4765 乳房悪性腫瘍手術乳房切除（腋窩鎖骨下部郭清を伴うもの）・胸筋切除を併施しないもの」が算定できる。

リンパ節郭清とは，癌の周辺にあるリンパ節に転移がある場合や，転移するリスクが高い場合などにリンパ節を切除することである。この症例では，入院前に外来でセンチネルリンパ節生検を実施し，センチネルリンパ節への転移を確認していることから，リンパ節郭清を行っているものである。

なお，臓器によっては，悪性腫瘍に対する手術を行っていてもリンパ節郭清が行われていないと悪性腫瘍手術の点数で算定できないものもあるので注意が必要である。

> 例）K657 胃全摘術
> 　　リンパ節郭清あり→ K657「2」胃全摘術　悪性腫瘍手術 69,840 点
> 　　リンパ節郭清なし→ K657「1」胃全摘術　単純切除　　 50,920 点

③ **病　理**：術中迅速病理標本作製料および病理判断料が算定可能である。

センチネルリンパ節生検

　乳癌細胞が最初にたどり着くリンパ節はセンチネルリンパ節と呼ばれる。センチネルとは「見張り」という意味であり，「見張りリンパ節」とも呼ばれている。

　手術の前に乳癌近傍に放射性同位元素や色素を局所注入し，これを目印にしてセンチネルリンパ節を同定したうえで生検組織を採取し，転移の有無を調べる検査である（図参照）。

　腋窩リンパ節転移が手術前から判明している場合は，腋窩リンパ節郭清を行うが，腋窩リンパ節郭清に上肢の浮腫等の合併症が生じる可能性が高まり，日常生活に影響を及ぼす可能性がある。そのため，無駄な腋窩リンパ節郭清は行わないのが最近の乳癌治療の考え方である。リンパ節郭清の必要性を判断するために，センチネルリンパ節生検が行われる。

　最初に転移するセンチネルリンパ節に転移が認められなければ，他のリンパ節への転移の可能性も低いため，リンパ節郭清を省略できるという考え方である。

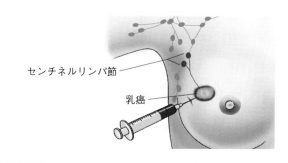

センチネルリンパ節

乳癌

出来高に関係する施設基準	入院時患者情報	診療録等の情報
・夜間休日救急搬送医学管理料 ・画像診断管理加算 2 ・脳血管疾患等リハビリテーション料 I ・早期リハビリテーション加算 ・超急性期脳卒中加算 ・救急医療管理加算	・意識レベル：JCS30 ・入院前 Rankin Scale：0 ・脳卒中発症時期：3 日目以内 ・脳梗塞発症後 2 時間程度 **その他の情報** ・救急告示病院 ・輪番制救急病院	・自院初診　受付時間 19 時 30 分 ・救急搬送 ・CT 画像につき放射科医より読影レポートによる報告あり ・t-PA 治療（グルトパ注 600 万単位） ・エダラボン投与（脳保護剤） ・第 2 病日目よりリハビリテーション開始 ・多職種共同でリハビリ総合実施計画書作成 ・入院中，心房細動発作あり。抗不整脈剤投与および酸素投与

分類番号		脳梗塞（脳卒中発症 3 日目以内，かつ，JCS10 以上） 手術なし　手術・処置等 1 なし 手術・処置等 2　5 あり 定義副傷病 1 あり 発症前 Rankin Scale 0，1 又は 2	転帰	2.軽快	診療実日数	保険	3 日
010060x3990511	診断群分類区分					公費①	日
傷病名	心原性脳塞栓症	ICD10	傷病名	I634		公費②	日
副傷病名	非弁膜症性発作性心房細動		副傷病名	I480			
今回入院年月日	令和 2 年 5 月 29 日	今回退院年月日	令和　　年　　月　　日				

患者基礎情報	傷病情報	主傷病名 　I634　　　　　　心原性脳塞栓症 入院の契機となった傷病名 　I634　　　　　　心原性脳塞栓症 入院時併存傷病名 　I10　　　　　　高血圧症 　I480　　　　　非弁膜症性発作性心房細動 入院後発症傷病名 　I693　　　　　脳梗塞後の片麻痺	包括評価部分	93	5 月請求分 　入 I　　37,589 ×　1　＝　37,589 　入 II　　1,734 ×　2　＝　3,468 　41,057 ×　1.3512　＝　55,476
	入退院情報	予定・緊急入院区分 　3　緊急入院（2 以外の場合）	出来高部分	11	＊初診（入院） 　時間外特例医療機関加算（初診） 　　　　　　　　　　　　518 ×　1
				13	＊夜間休日救急搬送医学管理料 　　　　　　　　　　　　600 ×　1
				70	＊画像診断管理加算 2（コンピューター断層診断）　　180 ×　1
	診療関連情報	JCS：30 重症度等：脳卒中発症 3 日目以内，かつ，JCS10 以上 　　　発症前 Rankin Scale：0 手術・処置等 　手術なし 　手術・処置等 2　5 あり 　t-PA 　令和 2 年 5 月 29 日実施		80	＊脳血管疾患等リハビリテーション料（1）　3 単位 　早期リハビリテーション加算（脳血管リハ）　3 単位　825 ×　2 ＊リハビリテーション総合計画評価料　　　　　　　300 ×　1 ＊心原性脳塞栓症 　発症日：令和 2 年 5 月 29 日
				90	＊（超急）　　　　12,000 ×　1 ＊（救医 1）　　　　950 ×　3 ＊救急医療管理加算 1 算定コメント 　ケ）t-PA 療法を必要とする状態

【包括評価部分：診断群分類コード14桁】

●1層目　傷病名に係る層：上位6桁

心原性脳塞栓症（ICD：I634）は，不整脈等により心臓内にできた血栓（血の塊）が脳まで運ばれ，脳血管を塞いで発症する脳梗塞であり，診断群は「010060 脳梗塞」となる。

> **診断群 010060 脳梗塞のコーディングの順序**
> ①発症時期→②意識障害の程度（JCS）→③手術～定義傷病名の有無→④重症度の順で行う。脳梗塞は，CCP マトリックス（重症度を考慮した評価手法）で評価を行う。

●その他の層　手術：上位8桁目

脳梗塞においては，上位8桁目は，脳卒中発症時期と意識レベルを表し，意識レベルの指標はJCS（Japan Coma Scale，表2－8）を用いる。

診療録記載の患者情報より，JCS30 および発症後3日以内であることがわかることから，「脳卒中発症時期3日以内／JCS10以上」を選択し，以降の分岐選択を進めていく。

表2－8　Japan Coma Scale（JCS）

Ⅰ. 刺激しないでも覚醒している状態（1桁の点数で表現）
1. 意識清明とは言えない 2. 見当識障害がある 3. 自分の名前，生年月日が言えない
Ⅱ. 刺激すると覚醒する状態（2桁の点数で表現）
10. 普通の呼びかけで容易に開眼する 20. 大きな声または体を揺さぶることにより開眼する 30. 痛み刺激を加えつつ呼びかけを繰り返すと辛うじて開眼する
Ⅲ. 刺激をしても覚醒しない状態（3桁の点数で表現）
100. 痛み刺激に対し，払いのけるような動作をする 200. 痛み刺激で少し手足を動かしたり顔をしかめる 300. 痛み刺激に全く反応しない

●2層目　手術の有無に係る層：上位9～10桁目

手術は，実施されていないため，「手術なし」を選択する。

●3層目　「手術・処置」「定義副傷病」「重症度」等に係る層：上位11～14桁目

① **手術・処置等1**：該当する行為は実施されておらず，「手術・処置等1なし」を選択する。

② **手術・処置等2**：この症例では，4エダラボンと5t-PA が該当する。エダラボンは，脳梗塞後等における血流再開時に脳神経を保護するはたらきをする薬である。一方，

t-PA とは，血栓溶解剤を点滴投与し血管に詰まった血栓を溶かし，血流を再開させる治療のことをさす。DPC のコーディングにおいて同一の定義テーブルに複数の該当する項目が存在する場合は，下方を優先して選択するとされている。したがって，5の t-PA を選択する。

③ **定義副傷病**：この症例で脳梗塞の原因となった非弁膜症性発作性心房細動（I 480）は，副傷病として定義されている 050070 頻脈性不整脈に該当する。しかし，傷病名が存在するから選択してよいということでない。なぜなら，DPC における副傷病選択の定義として，副傷病とされる疾患が「当該入院期間中の患者管理に影響を与えた場合に選択する」とされているからだ。

　診療録の情報より，入院中に不整脈発作を起こし，薬剤投与および酸素投与が行われていることから，この症例では「定義副傷病1あり」を選択する。

④ **重症度**：当該診断群における重症度は，発症前 Rankin Scale（表2－9）で評価する。発症前 Rankin Scale とは，発症前おおむね1週間の ADL を病歴等から推定し，0〜5までの6段階で評価を行う。症例は，患者情報より「0」とわかるため，重症度1を選択する。

表2－9　Rankin Scale

値	Rankin Scale	参　考
0	まったく症候がない	自覚症状および他覚徴候がともにない状態
1	明らかな障害はない：日常の勤めや活動は行える	自覚症状および他覚徴候はあるが，発症以前から行っていた仕事や活動に制限はない状態
2	軽度の障害：自分の身の回りのことは介助の必要なし	発症以前から行っていた仕事や活動に制限があるが，日常生活は自立している状態
3	中等度の障害：何らかの介助を必要とするが，歩行は介助なしに行える	買い物や公共機関を利用した外出には介助が必要だが，通常歩行，食事，身だしなみの維持，トイレ等には介助を必要としない状態
4	中等度から重度の障害：歩行や身体的要求には介助が必要である	通常歩行，食事，身だしなみの維持，トイレ等には介助を必要とするが，持続的な介助は必要としない状態
5	重度の障害：寝たきり，失禁状態，常に介護と見守りを必要とする	常に誰かの介助を必要とする状態

☞したがって，1層目から3層目を順にコーディングすると，

『脳梗塞（脳卒中発症3日目以内，かつ，JCS10以上）／手術なし／手術・処置等1なし／手術・処置等25あり／定義副傷病1あり／重症度：発症前 Rankin Scale 0』

となり，診断群分類コード14桁は，「010060x3990511」となる。

【出来高部分】

① **初診料**：救急告示病院，輪番制救急病院であるため，受付時間から時間外特例医療機関加算を加算できる。

② **医学管理料**：時間外に救急搬送されていることから夜間休日救急搬送医学管理料が算定できる。

③ **画像診断料**：画像診断管理加算2の施設基準を満たし，読影レポートによる報告もされていることから当該点数が算定できる。

④ **リハビリテーション料**：施設基準から脳血管疾患等リハビリテーション料（Ⅰ）と早期リハビリテーション加算が算定できる。また，総合実施計画書も多職種共同で作成していることからリハビリテーション総合計画評価料も算定できる。

⑤ **入院料等**：本症例の患者はt-PA療法を実施していることから救急医療管理加算（ケ）の算定ができる。

また，t-PA療法に関して超急性期脳卒中加算の施設基準も届出されており，脳梗塞発症後4.5時間以内であるため当該点数も算定が可能である。

この例のコーディングを行うにあたっては，Rankin Scaleのほか，JCSの確認が必要となる。診療録記載より読みとる必要があるため，知識を習得しておかねばならない。

9 右尿管結石症 （N201）

<table>
<tr><td colspan="2">出来高に関係する施設基準</td><td colspan="2">診療録等の情報</td></tr>
<tr><td colspan="2">・療養環境加算
・体外衝撃波腎・尿管結石破砕術</td><td colspan="2">・7月27日体外衝撃波腎・尿管結石破砕術施行
　明らかな残石があるため，同一部位に対して8月
　13日2回目の同手術施行</td></tr>
</table>

	分類番号		上部尿路疾患 手術名：体外衝撃波腎・尿管結石破砕術（一連につき）	転帰	2.軽快	診療実日数	保険	2 日
	11012xxx04xxxx	診断群分類区分					公費①	日
傷病名	右尿管結石症		傷病名	N201				
副傷病名		ICD10	副傷病名				公費②	日
今回入院年月日	令和2年8月13日		今回退院年月日	令和2年8月14日				

患者基礎情報

傷病情報

（主傷病名）
　　N201　　　右尿管結石症
（入院の契機となった傷病名）
　　N201　　　右尿管結石症
（入院時併存病名）
　　N133　　　右水腎症
（入院後発症病名）

包括評価部分

93　8月診療分
　　　　入Ⅰ　2,450　×　　1　＝　2,450
　　　　入Ⅱ　2,005　×　　1　＝　2,005

　　　4,455 ×　　1.4858　　＝　　6,619

入退院情報

予定・緊急入院区分：1　予定入院
前回退院年月日：令和2年7月28日
前回同一傷病での入院の有無：（有）

21　1　ウロカルン錠225 mg　　6錠
　　　コスパノン錠80 mg　　3錠　8 × 14
　　　退院時14日分

90　1　退院　令和2年7月28日
　　　再入院　令和2年8月13日
　　　退院　令和2年8月14日
　　2　療養環境加算　　　　　　25 × 2

診療関連情報

手術・処置等
　K768
　体外衝撃波腎・尿管結石破砕術（一連につき）
　実施（予定）年月日：令和2年8月13日

出来高部分

99　令和2年7月27日に体外衝撃波腎・
　　尿管結石破砕術実施
　　8月13日，同一部位に対して，同手術施行したため，一連として算定せず

【包括評価部分：診断群分類コード14桁】

●1層目　傷病名に係る層：上位6桁

　尿管結石症（ICD：N201）は上部尿路疾患に分類されるため，診断群は「11012x 上部尿路疾患」となる。しかし，上位6桁目が「x」で表記されている。これは，当該診断群が上部尿路結石とその他の上部尿路疾患（良性腎腫瘍や後天性腎のう胞等）の大きく分けて2つの疾患に対応しているからである。上部尿路結石は上位6桁が「110121」，その他の上部尿路疾患は「110122」となる。

●2層目　手術の有無に係る層：上位9～10桁目

　K768 体外衝撃波腎・尿管結石破砕術を実施しているが，レセプト上算定がなされていない。

　この症例では，前月に同一部位に対して同手術を実施しており，当該手術は，診療報酬算定ルール上，一連とされているため，同一部位に複数回の手技を実施しても初回のみの算定となるからである。

　しかし，DPCコーディングにおいては，この症例のように算定ができない場合でも「あり」として選択が可能である。

●3層目　「手術・処置」「定義副傷病」「重症度」等に係る層：上位11～14桁目

① **手術・処置等1**：当該診断群は，手術なしや K781$ 経尿道的尿路結石除去術以外の手術を選択した場合，当該分岐は存在しない。

② **手術・処置等2**：当該診断群に手術・処置等2は定義されていない。

③ **定義副傷病**：その他の手術および K781$ 経尿道的尿路結石除去術をありとして選択した場合にのみ副傷病有無が定義されているため，この症例では分岐が存在しない。

　☞したがって，1層目から3層目までを順にコーディングすると，
　『上部尿路結石／手術 K768 あり』
　となり，診断群分類コード14桁は，「110121xx04xxxx」となるが，レセプト表記上は，上部尿路疾患として上位6桁は「11012x」となる。

【出来高部分】

① **投　薬**：退院薬（退院後自宅で服用する薬）が処方されているためで出来高算定となる。
　　　他の医療機関へ転院入院する場合は，退院時の処方であっても包括となり，注意が必要である。

② **手　術**：同一疾病同一部位に対する予定された2回目の手術。体外衝撃波腎・尿管結石破砕術は，「一連につき」と定められているため，初回実施時のみ算定が可能であり，手術料算定はできない。

10 卵巣癌（C56）

出来高に関係する施設基準	診療録等の情報
・薬剤管理指導料 ・輸血管理料Ⅰ ・輸血適正使用加算 ・療養環境加算 ・無菌製剤処理料	・化学療法レジメン 　パラプラチン注射液 150 mg ＋タキソテール点滴静注用 80 mg ・閉鎖式接続器具を用いて化学療法にかかわる薬剤をミキシング ・化学療法当日，薬剤師へ抗がん剤に関する服薬指導依頼 ・化学療法翌日，好中球減少顕著にてグラン注射液 75 µg 皮下注射し， 　31 日の退院は延期 ・化学療法翌々日には顕著な貧血を認め赤血球輸血施行 ・個室での入室希望され，入院初日から個室入院

<table>
<tr><td colspan="2">分類番号</td><td rowspan="2">診断群分類区分</td><td rowspan="2">卵巣・子宮附属器の悪性腫瘍
その他の手術あり
手術・処置等２５あり
定義副傷病あり</td><td rowspan="2">転

帰</td><td rowspan="2">4：不変</td><td rowspan="2">診療実日数</td><td>保険</td><td>3 日</td></tr>
<tr><td colspan="2">120010xx97x51x</td><td>公費①</td><td>日</td></tr>
<tr><td>傷病名</td><td>卵巣癌</td><td rowspan="2">ICD10</td><td>傷病名</td><td colspan="2">C56</td><td rowspan="2">公費②</td><td rowspan="2">日</td></tr>
<tr><td>副傷病名</td><td>がん化学療法に伴う好中球減少症</td><td>副傷病名</td><td colspan="2">D70</td></tr>
<tr><td>今回入院年月日</td><td colspan="2">令和 2 年 8 月 29 日</td><td colspan="2">今回退院年月日</td><td colspan="4">令和　　年　　月　　日</td></tr>
</table>

患者基礎情報	傷病情報	主傷病名 　C56　　　　卵巣癌 入院の契機となった傷病名 　C56　　　　卵巣癌 入院時併存傷病名 入院後発症傷病名 　D70　　　　がん化学療法に伴う好中球減少症 　C80　　　　癌性貧血	包括評価部分	93	8 月請求分 　入Ⅰ　3,012　×　　3　＝　　9,036 　9,036　×　　1.2014　＝　　10,856
	入退院情報	予定・緊急入院区分：1　予定入院 前回退院年月日： 同一傷病での入院有無：無	出来高部分	13	＊薬剤管理指導料 1（安全管理を要する医薬品投与患者） 　薬剤名：パラプラチン注射液 　　　　　150 mg 　薬剤名：タキソテール点滴静注用 　　　　　80 mg（29 日）　　380 × 1
				33	＊無菌製剤処理料 1（悪性腫瘍に対して用いる薬剤が注射される一部の患者） 　イ　閉鎖式接続器具を使用した場合　　　　　　　　　　　180 × 1
	診療関連情報	手術・処置等 　その他の手術あり 　K9202 保存血輸血（1 回目） 　令和 2 年 8 月 30 日実施 カルボプラチン＋ドセタキセル水和物あり 令和 2 年 8 月 29 日実施		50	＊保存血輸血（1 回目）200 mL 　保存血輸血（2 回目以降）80 mL 　　　　　　　　　　　800 × 1 　血液交叉加算　　　1 回　　30 × 1 　間接クームス加算　1 回　　47 × 1 　照射赤血球液－LR「日赤」血液 　400 mL に由来する赤血球 　　　　　　　1 袋　1,773 × 1 ＊輸血管理料Ⅰ 　輸血適正使用加算　　　340 × 1

【包括評価部分：診断群分類コード14桁】

●1層目　傷病名に係る層：上位6桁

　卵巣癌（ICD：C56）は，「120010 卵巣・子宮附属器の悪性腫瘍」として分類されている。なお，「子宮附属器」とは，卵管，卵巣を含む女性生殖器の総称である。

●2層目　手術の有無に係る層：上位9～10桁目

　この症例では，手術が実施されていないが，貧血に対して，輸血「K9202 保存血輸血」が実施されている。DPCコーディングにおいて，輸血はその他のKコードとして「その他の手術あり」として選択が可能である。

　しかし，退院患者調査における「様式1」の手術の項目では，輸血を手術として記録してはならない。

●3層目　「手術・処置」「定義副傷病」「重症度」等に係る層：上位11～14桁目

① **手術・処置等1**：当該診断群には定義テーブル上，手術・処置等1は存在しない。

② **手術・処置等2**：本症例は，卵巣癌に対してパラプラチン＋タキソテールを経静脈的に投与し，化学療法を実施している。当該診断の手術・処置等2の定義テーブル上には複数の化学療法が定義されている。

　注意しなければならないのは，定義テーブル上では，薬剤の商品名ではなく，一般名称で表記されていることである。この症例で使用されたパラプラチンの一般名称は「カルボプラチン」，タキソテールは「ドセタキセル水和物」となる。

　したがって，（5）の「カルボプラチン＋ドセタキセル水和物あり」を選択する。

③ **定義副傷病**：がん化学療法に伴う好中球減少症（ICD：D70）が，当該診断群で定義されている「130070 白血球疾患（その他）」に該当する。

　DPCコーディングにおける定義副傷病の選択の定義として，「DPC対象期間中の患者管理に影響を与えたか否か」で判断するとされている。この症例では，好中球減少症に対して，好中球を増やす作用をもつG-CSF（顆粒球コロニー形成刺激因子）製剤であるグランを皮下投与し，退院を延期していることが診療録情報よりわかり，患者管理に影響を与えていると判断できる。

　したがって，「定義副傷病あり」を選択する。

　☞したがって，1層目から3層目までを順にコーディングすると，

『卵巣・子宮附属器の悪性腫瘍／その他の手術あり／手術・処置等25あり／定義副傷病あり』

となり，診断群分類コード14桁は，「120010xx97x51x」となる。

【出来高部分】

① **医学管理料**：抗がん剤に対する服薬指導が行われているため，薬剤管理指導料1の算定が可能である。

② **注射料**：抗がん剤投与に係る薬剤を，閉鎖式接続器具を用いてミキシング（混合）し，施設基準の届け出もされていることから，無菌製剤処理料1（イ）が算定できる。

　DPCにおいて「G020無菌製剤処理料」は，注射料で出来高算定ができるただひとつの項目であり，算定漏れに注意が必要である。

③ **手術料**：赤血球輸血を実施しているため，輸血用血液を含めた輸血実施に係る費用が算定できる。

　また，施設基準から輸血管理料1および輸血適正使用加算も併せて算定が可能である。

④ **入院料等**：施設基準上，療養環境加算が出来高で算定できるが，この症例では入院初日から個室に入院している。したがって，特別な療養環境の提供に係る病室となるため，療養環境加算は算定できない。

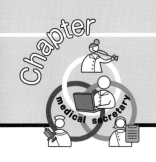
　ここでは，医療秘書教育全国協議会主催の「医事コンピュータ技能検定」試験問題③

「実技（オペレーション）」の準1級の過去問題をとりあげ，解説する。

　検定は「医療事務として知っておくべき知識」・「医事コンピュータに関連する知識」・

「レセプト作成および請求に関する知識および実技（オペレーション）」の3つの領域の

レベルを確かめるための実技試験で，入院および外来の診療報酬明細書（レセプト）を

作成する。医療事務で要する知識およびコンピュータ入力の技能のレベルを判定する。

　「実技（オペレーション）」は，レセプトを作成できるかの試験となる。はじめに，提

示された条件からレセプトを作成する。次に，作成したレセプトをもとに，設問に対す

る答えをマークシートで解答する形式で行われる。

　準1級では，DPCレセプトを扱う。

過去の試験問題で示す，特定保険医療材料およびその材料価格，点数，係数については，

『医科診療報酬点数表（令和2年厚生労働省告示第57号 令和2年4月1日）』および『薬

価基準（令和3年3月告示）』に準じて修正を加えてあります。

なお，摘要欄の記載ルール等については，各検定日時点における記載ルールにより表記し

ています。

---

1 試験問題－診療報酬明細書の作成

次の条件で，診療録等から入院診療報酬明細書を作成しなさい。

施設の概要等

◎一般病院 280 床
◎標榜科※1（脳神経外科，循環器科，消化器科，外科，整形外科，麻酔科，リハビリテーション科）
◎DPC 対象病院 ◎救急告示病院（二次救急・輪番制）
◎所在地：東京都八王子市（地域加算 3 級地）
◎診療時間：月曜〜金曜 9 時〜17 時／土曜 9 時〜12 時／日曜・祝日・年末年始 12/30 〜 1/3 休診

※1 該当する診療科がない場合は，未選択として構いません。

職員の状況

◎医師の数は医療法基準を満たしているが，標準を超えてはいない。
◎薬剤師数，看護職員数は医療法基準を満たしている。 ◎管理栄養士常勤 3 名
◎放射線診断医常勤 2 名 ◎常勤麻酔科標榜医 6 名（非常勤医は勤務していない）
◎病理診断医常勤 1 名，非常勤 1 名（何れの医師も病理診断のみを担当している）
◎リハビリテーション科医師常勤 1 名

届出施設基準等

急性期一般入院料 1 ／臨床研修病院入院診療加算 1 ／診療録管理体制加算 1 ／医療安全対策加算 1
感染防止対策加算 1 ／感染防止対策地域連携加算／医師事務作業補助体制加算 2（50 対 1）
データ提出加算 2（※ 2）／検体検査管理加算Ⅱ／地域医療体制確保加算／超急性期脳卒中加算
救急医療管理加算／画像診断管理加算 2 ／64 列以上マルチスライス CT（その他）
MRI3 テスラ以上（その他）／夜間休日救急搬送医学管理料／救急搬送看護体制加算 1
薬剤管理指導料／麻酔管理料Ⅰ及びⅡ／脳血管疾患等リハビリテーション料（1）
フィルムレス（PACS）

※2 DPC データは遅延することなく提出している。

DPC 医療機関別係数等

【病院種別】DPC 標準病院群
【基礎係数】1.0404【機能評価係数Ⅱ】0.1022

※機能評価係数Ⅰは施設基準から自身で算定すること。

DPC 連絡票（入院時・退院（転出）時・変更時）等よりの患者基礎情報等（当月確定情報）

患者氏名	八王子　義和		カルテ番号	第 001 号
入院日	2020 年 6 月 26 日		退院（転出）日	
転　帰	1. 治癒　2. 軽快　3. 寛解　4. 不変　5. 増悪　6. 死亡　7. 外死亡　⑨その他			

＊必須記載事項

傷病情報	傷病名	ICD10	備　考
＊①医療資源を最も投入した傷病名	心原性脳塞栓症	I634	※非弁膜症性心房細動は副傷病①に該当する
＊②主傷病名	心原性脳塞栓症	I634	
③入院の契機となった傷病名	心原性脳塞栓症	I634	
④入院時併存傷病名	非弁膜症性心房細動	I489	
	高血圧症	I10	
⑤入院後発症傷病名	左脳梗塞後の片麻痺	I693	

＊必須記載事項

入退院情報	
①DPC 算定対象となる病棟等以外の病棟移動の有無	無 ・ 有
＊②予定・緊急入院区分	1. 予定入院　2. 緊急入院　③緊急入院（搬入の場合）
③前回退院年月日	年　　月　　日
④前回同一傷病での入院の有無	無 ・ 有

診療関連情報

①入院時年齢	61 歳		②出生時体重		g
③ JCS	10	④ Burn Index	－	⑤GAF	－
⑥発症前 Rankin Scale	1		⑦その他	脳梗塞発症後 3 日以内	

●＜手術，手術・処置等 1，手術・処置等 2 の情報＞

	点数表コード	名　称	実施日（開始日）
①手術	K178-4	経皮的脳血栓回収術	2020 年 6 月 27 日
②手術・処置等 1	E0033 イ	造影剤注入手技動脈造影カテーテル法 主要血管の分岐血管を選択的に造影した場合	2020 年 6 月 27 日
③手術・処置等 2	H0011	脳血管疾患等リハビリテーション料 (1) エダラボン t-PA	2020 年 6 月 28 日 2020 年 6 月 26 日 2020 年 6 月 26 日

入　院　診　療　録

病院　280床（脳神経外科）

第 001 号

公費負担者番号					保険者番号	1 3 8 2 4 8
公費負担医療の 受給者番号						

<table>
<tr><td rowspan="8">受診者</td><td colspan="2">氏　名</td><td colspan="3">八王子　義和</td><td rowspan="4">被保険者証</td><td>記号・番号</td><td>24-99・9999</td></tr>
<tr><td colspan="2" rowspan="2">生年月日</td><td rowspan="2">明
大
昭
平
令　34年　1月　1日</td><td colspan="2" rowspan="2">⑲・女</td><td>負担割合</td><td>3 割</td></tr>
<tr><td colspan="2">被保険者氏名</td><td>八王子　義和</td></tr>
</table>

	氏　名	八王子　義和		被保険者証	記号・番号	24-99・9999
受診者	生年月日	明・大・昭・平・令 34年 1月 1日　⑲・女			負担割合	3 割
					被保険者氏名	八王子　義和
	住　所	東京都八王子市▲▲4－5－6		事業所	所在地 / 名称	資格取得 昭和・平成　年　月　日　電話　局　番
	職　業		被保険者 との続柄　本人	保険者	所在地 / 名称	電話　局　番

傷病名	職務	開始	終了	転帰	期間満了予定日
1)（主）心原性脳塞栓症	上・外	令和2年 6月26日			
2) 非弁膜症性心房細動	上・外	令和2年 6月26日			
3) 高血圧症	上・外	令和2年 6月26日			
4) 左脳梗塞後の片麻痺	上・外	令和2年 6月26日			

既往症・原因・主要症状・経過等	処方・手術・処置等
6/26 　21時40分，意識障害にて救急搬送 【主訴】意識障害 【現病歴】本日，21時過ぎに家族と会話中に突然反応悪く，呂律が回らなくなり救急要請。もともとADLは自立していた。 【既往歴】高血圧，非弁膜症性心房細動（K医院通院内服中） 【所見】来院時　JCS 30, GCS E3V1M5, BP 209/80 mmHg, HR 87/分・不整，SPO₂ 95%　瞳孔：3 mm/3 mm 左口角下垂，右上下肢 MMT5/左上下肢 MMT2，両眼の閉眼開眼可能。左共同偏視，発語なし。 →虚血性脳血管障害疑われるためCTオーダー 頭部CT：ICH（－）/early CT sign（－）/hyperdense MCA sign（－）。 心電図：心房細動　胸部単純レントゲン：心肥大 頭部MRI：DWI-Rt. MCA 領域に散在性に high（＋） 頭部MRA：右中大脳動脈（M1）途中より閉塞。 　　　　　MRI後より左上下肢 MMT1 【評価】心原性脳塞栓症（Rt. M1閉塞）発症前 Rankin Scale：1（1週間程前に突然喋りにくくなったが直ぐ改善したエピソードがあったと家族より聴取） 家族に IC：（娘，息子）病状説明した。心臓から血栓が脳の血管に飛んで脳の血管が詰まった状態です。その影響で左片麻痺，失語症が認められます。血栓を溶かす薬を投与する方法があるのですが，そのお薬は，発症から4.5時間以内の患者さんにしか使うことができません。お父様の場合，発症後間もないので，そのお薬を点滴します。同時に脳を保護する点滴も行います。それでも血流が再開通しない場合は，カテーテルを使って血栓を吸引する手術を行うことになります。再開通する事，リハビリテーションを開始していきます。また，この薬を使うと副作用として頭蓋内出血等の出血性有害事象を起こすことがあります。 診療計画書及びt-PA同意書，手術同意書のサイン取得済 入院治療決定とする。入院決定時意識障害 JCS10	6/26 1) 緊急院内検査（21時45分） 　＊HDL-コレステロール，AST, ALT, LD, CK 　　BIL/総，BIL/直 UA, BUN, クレアチニン 　　ナトリウム及びクロール 　　グルコース，カリウム，アルブミン 　＊B-CRP, ABO, Rh（D） 　　HBs抗原，HCV抗体定性・定量，梅毒トレポネーマ抗体定性 　＊末梢血液一般，末梢血液像（自動機械法） 　　PT, APTT 2) 頭部単純CT 　緊急院内画像診断（21時55分） 3) 胸部 X-P 4) MRI, MRA 5) ECG12 誘導 6) 点滴 　ソルデム3A輸液　500mL　2袋 　エダラボン点滴静注液バッグ30 mg「日医工」100 　mL　1キット 　オメプラゾール注用20 mg「NP」　1瓶 　大塚生食注20 mL　2管 　ソリューゲンF注　500 mL　1瓶 　グルトパ注600万　600万国際単位（溶解液付）　4瓶

既往症・原因・主要症状・経過等	処方・手術・処置等
6/26 の続き 救急医療管理加算算定対象事由：意識障害 JCS10 及び tPA 【方針】t-PA 治療（グルトパ注 600 万）及びエダラボン投与再開通得られない場合は経皮的脳血栓回収術 22 時 50 分グルトパ注 600 万投与開始 発症から約 2 時間での投与開始となった。	
6/27 グルトパ注投与終了するも神経症状改善せず，家族へ IC し，緊急機械的血栓除去術施行とする。 1 時 30 分より手術開始。ガイドワイヤーで総頸動脈から右内頸動脈に誘導し，マイクロカテを右 M1 部閉塞部より末梢まで誘導。造影し血栓遠位部と判断した。自己拡張型カテーテル Trevo 4 mm を挿入し，血栓内で拡張し除去すると再開通した。意識レベル JCS 3，左上下肢 MMT 3 まで改善。エダラボン継続。 血栓回収前　　　　血栓回収後 閉塞　　血流再開	6/27 1) 点滴 　ソルデム 3A 輸液　500 mL　2 袋 　エダラボン点滴静注液バッグ 30 mg「日医工」100 mL　2 キット 　オメプラゾール注用 20 mg「NP」　1 瓶 　大塚生食注 20 mL　2 管 　ソリューゲン F 注　500mL　1 瓶 2) 動脈造影カテーテル法＋経皮的脳血栓回収術 　（※詳細は手術伝票参照） 3) 呼吸心拍監視（4：00 ～ 24：00）
6/28 t-PA，Trevo 後のフォロー CT では明らかな出血及び新たな梗塞巣は認めないとの放射線科医師より読影報告有り。本日よりベッド上リハビリ開始。ご家族は本日来院できないため，実施計画書は明日作成し，本人，家族に説明する。運動療法 1 単位，作業療法 1 単位，言語聴覚療法 1 単位実施。エダラボン継続。 リハビリ指示内容 　PT：起き上がり，立ち上がり訓練 　OT：麻痺側上肢の可動訓練 　OT：発声・発語訓練 読影レポート Trevo 後フォロー CT。新鮮梗塞や再発及び出血等は認めない。 放射線医：鈴木一郎	6/28 1) 頭部単純 CT 2) 点滴 　ソルデム 3A 輸液　500 mL　2 袋 　エダラボン点滴静注液バッグ 30 mg「日医工」100 mL　2 キット 3) 脳血管疾患等リハビリテーション 3 単位 　（PT1 単位 /OT1 単位 /ST1 単位） 4) 呼吸心拍監視（① 0：00 ～ 6：00 　② 21：00 ～ 24：00）
6/29 モニターにて HR：150-170 bpm 継続しており波形：心房細動 ワソラン 5 mg 静注指示。本日は心拍数多いためリハは中止を指示。 エダラボン継続 呼吸心拍モニタリングは日中も行うよう指示。 本人とご家族にリハビリテーション実施計画書の内容を説明し，サインをいただいた。	6/29 1) 点滴 　ソルデム 3A 輸液　500 mL　2 袋 　エダラボン点滴静注液バッグ 30 mg「日医工」100 mL　2 キット 　ワソラン静注 5 mg　0.25% 2 mL　1 管 　テルモ生食　100 mL　1 袋 2) 呼吸心拍監視（0：00 ～ 24：00）
6/30 本日は，HR 99 回と落ち着いた様子。 リハは，心拍数を配慮しながら OT と ST を無理のない範囲で行うようセラピストへ指示した。 エダラボン継続	6/30 1) 点滴 　ソルデム 3A 輸液　500 mL　2 袋 　エダラボン点滴静注液バッグ 30 mg「日医工」100 mL　2 キット 2) 呼吸心拍監視（① 0：00 ～ 9：00 　② 21：00 ～ 24：00） 3) 脳血管疾患等リハビリテーション 2 単位（OT1 単位 /ST1 単位）

手術伝票

患者氏名	性 別	生年月日	年 齢	診療科	主治医
八王子　義和	男	S34.1.1	61 歳	脳神経外科	山田 Dr

手術年月日	令和 2 年 6 月 27 日	術前診断	心原性脳塞栓症（右 M1 領域）				
術　　式	動脈造影カテーテル法（主要血管分岐血管を選択的に造影）＋経皮的脳血栓回収術						
手術室	第 1 血管造影室	執刀医	山田 Dr	助　手	髙橋 Dr		
麻酔管理	執刀科	麻酔種類	局所麻酔			麻酔医	不要
麻酔時間	－	手術時間	1 時 30 分〜 3 時 10 分	術体位	仰臥位		

術中使用薬剤（麻酔薬含む）

大塚生食注 1 L 2 瓶／テルモ生食 500 mL 2 袋／キシロカイン注シリンジ 1% 10 mL 1 筒／ヘパリン Na 注 5 千単位 /5 mL「モチダ」5,000 単位 7 瓶／ソリューゲン F 注 500 mL 1 瓶／オイパロミン 370 注 100 mL 75.52% 1 瓶

術中使用特定保険医療材料等

(133（9）④ -ウ) 血栓除去用カテーテル（脳血栓除去用・自己拡張型）1 本
(133（6）) オクリュージョンカテーテル（特殊型）1 本
(010（1）①-ア) 血管造影用マイクロカテーテル（選択的アプローチ型・ブレード有）1 本
(012（2）) 血管造影用ガイドワイヤー（微細血管用）1 本
(001（2）) 血管造影用シースイントロデューサーセット（蛇行血管用）2 個
(197) ガイドワイヤー 1 本
(009（1）) 血管造影用カテーテル（一般用）2 本

術中検査等

診療報酬明細書（医科入院包括） 令和　2　年　6　月分　県番 ＿＿＿　医コ ＿＿＿

	1 医科	1 国	1 単独	本入

保険者番号	1	3	8	2	4	8	給付割合 ⑩ 9 8 ⑦ （ ）

被保険者証・被保険者手帳の　記　号・番　号　24 － 99　9999

－					－	
公費①			公受①			
公費②			公受②			

区分	精神　結核　療養	特記事項	保険医療機関の所在地及び名称

氏名　①男 2 女　1 明 2 大 ③昭 4 平 5 令　34　1　1　生　八王子　義和

職務上の事由　1　職務上　2　下船後3月以内　3　通勤災害

分類番号	診断群分類区分		転帰	保険	5 日
010060x3022511	脳梗塞（発症後3日以内，かつ，JCS10以上）手術名：経皮的脳血管形成術等 手術・処置等1 2あり　手術・処置等2 5あり　定義副傷病 1あり 発症前 Rankin Scale 0，1 又は 2			診療実日数 公①	日
傷病名　心原性脳塞栓症		ICD 10	傷病名　I634	公②	日
副傷病名　非弁膜症性心房細動			副傷病名　I489		

今回入院年月日	令和　2　年　6　月　26　日	今回退院年月日	令和　　年　　月　　日

<table>
<tr><td rowspan="20">患者基礎情報</td><td rowspan="20">傷病情報・入退院情報・診療関連情報</td><td colspan="2">―――――＜傷病情報＞―――――</td><td rowspan="20">包括評価分・出来高部分</td><td colspan="2">――――――＜包括評価部分＞――――――</td></tr>
<tr><td colspan="2">主傷病名
　I634　　心原性脳塞栓症
入院の契機となった傷病名</td><td colspan="2">（6月請求分）</td></tr>
<tr><td>93</td><td>　I634　　心原性脳塞栓症
入院時併存傷病名</td><td>入 I　　　　37,589　×　1 ＝　　37,589
入 II　　　　 1,734　×　4 ＝　　 6,936
＜合計＞ 44,525　×　1.3132　＝　58,470</td></tr>
<tr><td colspan="2">　I489　　非弁膜症性心房細動
　I110　　高血圧症
入院後発症傷病名</td><td colspan="2">――――――＜出来高部分＞――――――</td></tr>
<tr><td>11</td><td>　I693　　左脳梗塞後の片麻痺</td><td>＊初診（病院）時間外特例医療機関加算　518 × 1</td></tr>
<tr><td colspan="2">――――＜入退院情報＞―――――</td><td></td></tr>
<tr><td>13</td><td></td><td>＊夜間休日救急搬送医学管理料
　救急搬送看護体制加算1
　　　　　　　　　　　　　　　　1,000 × 1</td></tr>
<tr><td colspan="2">予定・緊急入院区分：3 緊急入院（2 以外のもの）</td><td></td></tr>
<tr><td colspan="2">―――――＜診療関連情報＞―――――</td><td></td></tr>
<tr><td colspan="2">JCS：10
重症度：発症後3日以内，かつ，JCS10以上
発症前 Rankin Scale 1</td><td></td></tr>
<tr><td colspan="2">手術・処置等
　K178-4　経皮的脳血栓回収術
　　令和2年6月27日実施
　E0033イ　造影剤注入　動脈造影カテーテル法
　　　　　主要血管の分岐血管を選択的に造影</td><td>別紙に続く</td></tr>
<tr><td colspan="2">　　令和2年6月27日実施
　0022　t-PA
　　令和2年6月26日実施</td><td></td></tr>
</table>

※高額療養費		円	※公	点
基準食堂 I	円 × 回		※公	
97	円 × 回			
	円 × 日			

療養の給付	保険	請　求	※決定 点	負担金額 円	食事療養	保険	回	請　求 円	※決定 円	（標準負担額）円
		196,742								
	公費①	（略）	点	点　　　　円		公費①		円	円	円
	公費②	点	点	円		公費②		円	円	円

前ページの続き

50	*手術　27日	
	経皮的脳血栓回収術	
	深夜加算2（手術）	59,670 × 1
	大塚生食注　1 L　2瓶	
	テルモ生食　500 mL　2袋	
	ヘパリンNa注5千単位／5 mL「モチダ」	
	5,000単位　7瓶	
	ソリューゲンF注　500 mL　1瓶	
	オイパロミン370注100 mL　75.52%　1瓶	
		580 × 1
	血管造影用シースイントロデューサーセット	
	（蛇行血管用）　@2,850円　2個	
	ガイドワイヤー　@1,950円　1本	
	*血栓除去用カテーテル（脳血栓除去用・自己拡張型）	
		@386,000円　1本
	オクリュージョンカテーテル（特殊型）	
		@109,000円　1本
	血管造影用マイクロカテーテル	
	（アプローチ型・ブレード有）　@37,900円　1本	
	血管造影用ガイドワイヤー（微細血管用）	
		@13,700円　1本
	血管造影用シースイントロデューサーセット	
	（蛇行血管用）　@2,850円　2個	
	ガイドワイヤー　@1,950円　1本	
	血管造影用カテーテル（一般用）　@1,870円　2本	
		55,799 × 1
70	*画像診断管理加算2	
	（コンピューター断層診断）	180 × 1
	*造影剤注入手技（動脈造影カテーテル法）	
	（選択的血管造影）	3,600 × 1
80	*脳血管疾患等リハビリテーション料（1）　3単位	
	早期リハビリテーション加算　3単位	
	（PT1単位／OT1単位／ST1単位）	825 × 1
	*脳血管疾患等リハビリテーション料（1）　2単位	
	早期リハビリテーション加算　2単位	
	（OT1単位／ST1単位）	550 × 1
	*実施日数2日	
	*疾患名：心原性脳塞栓症	
	発症日：令和2年6月26日	
90	*救急医療管理加算1	
	イ　意識障害又は昏睡	
	（救急医療管理加算1）：JCS30	950 × 5
	*超急性期脳卒中加算	10,800 × 1

③ 試験問題－設問と正答・解説

(1) 保険者番号を見て，保険種別の正しいものを選びなさい。

① 協会けんぽ   ② 組合   ③ 共済組合   ④ 国保   ⑤ 後期高齢者

正答☞ ④ 国保　解説：保険者番号138248（6桁）であることから読み取れる。

(2) この患者の負担割合を選びなさい。

① 1割   ② 2割   ③ 3割   ④ 7割   ⑤ 10割

正答☞ ③ 3割　解説：診療録の被保険者証欄の記載から読み取れる。

(3) 初診料の点数を選びなさい。

① 288点   ② 518点   ③ 538点   ④ 768点   ⑤ 算定対象外

正答☞ ② 518点　解説：事例の医療機関は救急告示病院および二次救急輪番制病院であることから時間外加算85点ではなく，時間外特例医療機関加算230点を初診料に加算する。

(4) 医学管理料の合計点数を選びなさい。

① 1,000点   ② 600点   ③ 800点   ④ その他   ⑤ 算定対象外

正答☞ ① 1,000点　解説：届出施設基準，初診料算定対象患者および救急搬送時間から「夜間休日救急搬送医学管理料600点＋救急搬送看護体制加算1 400点」を算定する。

(5) 注射料の合計点数を選びなさい。

① 19,733点   ② 19,813点   ③ 19,831点   ④ その他   ⑤ 全てDPCに包括

正答☞ ⑤ 全てDPCに包括　解説：注射料に係るものは，G020無菌性剤処理料以外，薬剤料も含め，すべて1日当たりの診断群分類点数に含まれる。

(6) 手術料・麻酔料の合計点数を選びなさい。（薬剤・特定保険医療材料含む）

① 89,529点   ② 102,789点   ③ 116,049点   ④ 142,569点   ⑤ その他

正答☞ ③ 116,049点　解説：手術料・麻酔料については，薬剤料・特定保険医療材料を含め，すべて出来高評価である。なお，手術に係る薬剤は，手術中に使用されたもののみ出来高算定が可能であり，手術に伴い，手術前後に使用された薬剤は診断群分類点数に含まれる。
例）腹部消化管手術前における腸管洗浄剤や術後疼痛に伴う非ステロイド性鎮痛剤等

(7) 事例における適切な手術の名称を選びなさい。

① 経皮的脳血管形成術   ② 経皮的脳血管ステント留置術   ③ 脳血管内手術
④ 経皮的選択的脳血栓・塞栓溶解術（頭蓋内脳血管）   ⑤ 経皮的脳血栓回収術

正答☞ ⑤ 経皮的脳血栓回収術　解説：診療録および手術伝票の記載から読み取れる。なお，実際の医療現場では，手術のオーダーは手術前に行われることがほとんどであり，術中に術式が変わることがある。必ず，手術伝票，電子カルテのオーダーおよび診療録，手術記録等に相違がないか確認し，正確な算定をしなければならない。

(8) 検査料の合計点数を選びなさい。

① 1,895 点　　② 1,695 点　　③ 1,295 点　　④ 1,095 点　　⑤ 全てDPCに包括

正答 ☞　⑤　全て DPC に包括　解説：検査料・病理診断に係るものは，D206 心臓カテーテル法による諸検査，D295 〜 D325 に掲げる内視鏡検査，D401 〜 D419-2 に掲げる診断穿刺・検体採取，N003 術中迅速病理組織標本作製，N006 病理診断料，N007 病理判断料のみ出来高評価である。ただし，出来高評価項目であっても，使用した薬剤・特定保険医療材料は診断群分類点数に含まれる。

(9) 画像診断料の合計点数を選びなさい。

① 3,600 点　　② 3,780 点　　③ 300 点　　④ 180 点　　⑤ 全てDPCに包括

正答 ☞　②　3,780 点　解説：届出施設基準および診療録上で放射線診断医から CT 読影報告がされていることから「画像診断管理加算 2 180 点」が算定可能。また，経皮的脳血栓回収術の前に選択的動脈造影カテーテル法により，脳血管の塞栓部位を特定していることから，「造影剤注入手技（動脈造影カテーテル法）（選択的血管造影）3,600 点」が算定できる。

(10) リハビリテーション料の合計点数を選びなさい。

① 1,600 点　　② 490 点　　③ 550 点　　④ 1,225 点　　⑤ 1,375 点

正答 ☞　⑤　1,375 点　解説：脳血管疾患等リハビリテーションの対象疾患である脳梗塞対し，リハビリテーション開始後 7 日以内に実施計画書を作成し，本人・家族から同意を得ており，届出施設基準から脳血管疾患等リハビリテーション料Ⅰが算定できる。また，発症後 30 日以内にリハビリテーションを開始しているため早期加算として 1 単位当たり 30 点を加算できる。6/28 3 単位，6/30 2 単位で「（脳血管疾患等リハビリテーション料Ⅰ 245 点＋早期リハビリテーション加算 30 点）×合計 5 単位」となる。

(11) 出来高で算定した入院料の合計点数を選びなさい。

① 15,550 点　　② 4,750 点　　③ 12,550 点　　④ 1,750 点　　⑤ 0 点

正答 ☞　①　15,550 点　解説：届出施設基準およびグルトパ注による血栓溶解療法 t-PA が実施されていることから超急性期脳卒中加算 10,800 点が算定可能。また，入院時の意識障害（JCS10）および t-PA の実施があることから救急医療管理加算 1 の算定要件を満たし，施設基準の届出もあることから救急医療管理加算 1×5 日間が算定可能。なお，救急医療管理加算は医療事務の裁量ではなく，医師の判断で算定しなければならないため注意が必要。事例においても診療録に救急医療管理加算の対象となった根拠が記載されている。

(12) DPC 診断群点数の合計を選びなさい。（※医療機関別係数等を乗じる前の合計点数）

① 15,350 点　　② 15,105 点　　③ 44,525 点　　④ 14,455 点　　⑤ 13,760 点

正答 ☞　③　44,525 点　解説：
・医療資源を最も投入した傷病名が心原性脳塞栓症（I634）であり，診断群は脳梗塞 010060 となる。診断群 10060 脳梗塞のコーディングは，①発症時期→②意識障害の程度（JCS）→③手術，手術・処置等，定義副傷病の有無→④重症度（発症前 Rankin Scale）の順で行う。これにしたがって，DPC 連絡票および診療録から読み取りコーディングを行うと次のとおりとなる。
・発症時期および意識障害の程度の組み合わせは発症後 3 日以内＋ JCS10 となり上位 8 桁目は 3 である。
・年齢・出生体重等は JCS10 のため，3 である。
・手術は，K178-4 経皮的脳血栓回収術を実施しているため，K178-2 等の分岐となり，02 である。

- 手術・処置等 1 は経皮的脳血栓回収術実施時に動脈造影カテーテル法（主要血管の分岐血管選択）を実施しているため，2 である。
- 手術・処置等 2 は該当する項目が①脳血管疾患等リハビリテーション料，②エダラボン投与，③t-PA 投与の 3 つが存在する。この場合，ツリー図上で下方を優先して選択しなければならないため，t-PA の 5 を選択する。
- 定義副傷病名は，1 の頻脈性不整脈を選択する。頻脈性不整脈とは脈が速くなる不整脈の総称であり，入院時併存傷病名にある非弁膜症性心房細動がこれに該当する。本来，副傷病の選択については，傷病が存在するだけでは選択はできない。しかし，当問題では脳梗塞の原因が心房細動であることや，入院中に発作を発症し，Ca 拮抗性不整脈治療剤の投与やモニター監視時間の延長等の治療をし，明らかに医療資源投入量に影響を与えているため，定義副傷病をありとして選択できる。副傷病の選択は，該当傷病名が存在するだけでなく，その傷病名が医療資源投入量に影響をもたらしているか否かで判断する必要がある。
- 重症度等はカルテ記載より発症前 Rankin Scale1 と判断でき，1 である。結果，診断群分類点数表⑦となり，37,589 点×1 ＋ 1,734 点×4 ＝ 44,525 点となる。

(13) 医療機関別係数の合計を選びなさい。

① 1.3379　　② 1.4126　　③ 1.3079　　④ 1.3132　　⑤ 1.3139

【正答】☞　④　1.3132　解説：
【基礎係数】　　DPC 標準病院群：1.0404
【機能評価係数Ⅰ】0.1706
（内訳）急性期一般入院料 1：0.1018，臨床研修病院入院診療加算 1（基幹型）：0.0014，診療録管理体制加算 1：0.0031，医師事務作業補助体制加算 2（50 対 1）：0.0125，地域加算（3 級地）0.0053，医療安全対策加算 1：0.0030，感染防止対策加算 1：0.0137，感染防止対策地域連携加算：0.0035
データ提出加算 2 のイ：0.0053，地域医療体制確保加算 0.0183，検体検査管理加算Ⅱ：0.0027
【機能評価係数Ⅱ】0.1022 であることから 1.3132 となる。

(14) 正しい診断群分類 14 桁コードを選びなさい。

① 010060x3020211　　　② 010060x3021411　　　③ 010060x3020511
④ 010060x3022511　　　⑤ 010060x3020411

【正答】☞　④　010060x3022511　解説：問 12 の解説を参照。

(15) 事例のカルテ記載の中で，心拍数を意味する正しい略語を選びなさい。

① Hr　　② HR　　③ BP　　④ JCS　　⑤ SPO2

【正答】☞　②　HR　解説：Heart Rate の略。ちなみに，①の Hr はドイツ語で尿を意味する「Harn（ハルン）」の略，③の BP は血圧を意味する「Blood Pressure」の略，④の JCS は意識レベルの評価法を意味する「Japan Coma Scale」の略，⑤の SpO_2 は血液中の酸素（O_2）の飽和度（Saturation：サチュレーション）をパルスオキシメーター（pulse oximeter）を使って計っていることからその測定値を SpO_2（エスピーオーツー）と呼ぶ。

1 試験問題－診療報酬明細書の作成

次の条件で，診療録から入院診療報酬明細書（11 月分）を作成しなさい。

施設の概要
◎一般病院 430 床　　職員数 1,040 人
◎標榜科（内科・消化器科・外科・麻酔科・整形外科・リハビリテーション科 　　　　　皮膚科・泌尿器科・呼吸器内科・循環器内科・小児科）
◎ DPC 対象病院
◎救急告示病院・病院群輪番制病院・二次救急医療機関
◎所 在 地：北海道旭川市
◎診療時間：月～金 9：00 ～ 17：00 ／土曜 9：00 ～ 12：00 ／日曜・祝日・年末年始 休診

職員の状況
◎医師数は医療法の基準を満たしているが，標準を超えてはいない。
◎薬剤師数・看護師数は医療法の基準を満たしている。
◎管理栄養士　　常勤　3 名
◎放射線診断医　常勤　3 名
◎麻酔科医　　　常勤　3 名（非常勤は勤務していない）
◎病理専門医　　常勤　1 名，非常勤　1 名（いずれも病理診断のみを担当）

届出施設基準等
急性期一般入院基本料 1 ／診療録管理体制加算 1 ／医療安全対策加算 1 ／感染防止対策加算 1
感染防止対策地域連携加算／医師事務作業補助体制加算 2（75：1）
データ提出加算 2（DPC データは遅延なく提出）／画像診断管理加算 2 ／救急医療管理加算 1
検体検査管理料加算 I・II ／輸血管理料 I・輸血適正使用加算／麻酔管理料 I・II ／
病理診断管理加算 I ／運動器リハビリテーション料 I ／呼吸器リハビリテーション料 I
4 列以上 16 列未満マルチスライス型 CT ／フィルムレス
夜間休日救急搬送医学管理料／薬剤管理指導料／入院時食事療養 I・食堂加算

DPC 医療機関別係数等	
【病院種別】	DPC 標準病院群
【基礎係数】	1.0404
【機能評価係数 I】	施設基準から算出・算定
【機能評価係数 II】	0.1139

DPC 連絡票（退院時）よりの患者基礎情報等（当月確定情報）

患者氏名	藤沢　勇太		カルテ番号	第 001 号				
入院日	令和 1 年 11 月 7 日		退院（転出）日	令和 1 年 11 月 21 日				
転　帰	1. 治癒	②軽快	3. 寛解	4. 不変	5. 増悪	6. 死亡	7. 外死亡	9. その他

＊必須記載事項

傷病情報	傷病名	ICD10	傷病名	ICD10
＊①医療資源を最も投入した傷病名	左膝蓋骨骨折	S8200		
＊②主傷病名	左膝蓋骨骨折	S8200		
③入院の契機となった傷病名				
④入院時併存傷病名				
⑤入院後発症傷病名				

＊必須記載事項

入退院情報	
①DPC 算定対象となる病棟等以外の病棟移動の有無	⑧無・有
＊②予定・緊急入院区分	1. 予定入院　2. 緊急入院　③緊急入院（搬入の場合）
③前回退院年月日	平成　　年　　月　　日
④前回同一傷病での入院の有無	⑧無・有

診療関連情報

①入院時年齢	59 歳	②出生時体重		g
③ JCS		④ Burn Index	－	⑤GAF	－
⑥発症前 Rankin Scale		⑦その他		

●＜手術，手術・処置等1，手術・処置等2の情報＞

	点数表コード	名　称	実施日（開始日）
①手術	K0463	骨折観血的手術（膝蓋骨）	令和 1 年 11 月 12 日
②手術・処置等 1			
③手術・処置等 2			令和　年　　月　　日

診　療　録

第 001 号

公費負担者番号						

保険者番号	3	4	1	3	4	5	6	9

公費負担医療の 受給者番号						

被保険者手帳	記号・番号	123・234
	有効期限	平成　　　年　　　月　　　日
	被保険者氏名	

受診者	氏　名	藤沢　勇太		男・女
	生年月日	明・大・ 昭・平　35 年 10 月 29 日		男・女
	住　所	北海道旭川市○○－△△－◇◇		
	職　業		被保険者 との続柄	本人

資格取得	昭和 平成　　年　　月　　日
所在地	電話　　　局　　　番
名称	
所在地	電話　　　局　　　番
名称	

傷病名	職務	開始	終了	転帰	期間満了予定日
1）左膝蓋骨骨折（主）	上・外	R 1 年 11 月 7 日	年 月　日	治ゆ・死亡・中止	年 月　日
2）	上・外	年 月　日	年 月　日	治ゆ・死亡・中止	年 月　日
3）	上・外	年 月　日	年 月　日	治ゆ・死亡・中止	年 月　日

既往症・原因・主要症状・経過等	処方・手術・処置等
11/7　7：00AM　初診 昨日 11/6，自転車で帰宅時，自転車を止めようとした際，転倒し，両膝をアスファルト路面に強打した。 早朝起き上がろうとした際，左膝が痛く，動けなかった。 ひとり暮らしでもあり，救急依頼→救急搬送 診察の結果骨折を認め，入院となる。 救急医療管理加算（外傷などで重篤な状態）に該当	11/7 両膝関節 X－P（デジタル）2 回撮影　電子画像管理 　（撮影時間：7 時 15 分） シーネ固定 リハビリテーション実施計画書作成 　（本人，家族に説明同意済）
11/8 筋力低下防止のためのリハビリ開始 11/12 手術予定	11/8 RP　ロキソプロフェン錠 60 mg「EMEC」　3T レバミピド錠 100 mg「タカタ」　3T　13 日分毎日服用 運動器リハビリテーション料（1）　25 分
11/9 安静療養	11/9 特になし
11/10 リハビリ継続	11/10 運動器リハビリテーション料（1）　23 分
11/11 術前診察　（麻酔科医）：所見　異常なし 　　　　　（整形外科医）：所見　異常なし 明日，予定通り Op 実施	11/11 運動器リハビリテーション料（1）　20 分
11/12　《朝・昼・夜　欠食》 予定通り Op（10：00 ～ 12：00） 術位：仰臥位 本日禁食 放射医より画像診断レポート 　術後 XP にて安定した固定が得られており， 　転位等は認めていない。 　硬膜外からの麻酔剤は術中残を使用し追加投与しない。	11/12 骨折観血的手術　膝蓋骨（左） 　※詳細は手術伝票参照 術後両膝関節 XP（デジタル）4 回撮影　電子画像管理 術後点滴 　ロピオン静注 50 mg　　5 mL　　　1 管 　ラクテック注　　　500 mL　　　3 袋 　セファゾリン Na 点滴静注用 1 g バッグオーツカ 　生食 100 mL 付き　　　　　　　2 キット

既往症・原因・主要症状・経過等	処方・手術・処置等
11/13 朝・昼食五分粥，夕食より常食 麻酔科医・整形外科医による診察：共に異常なし （詳細記録は省略） 本日の12時でPCA装置抜去及びモニターオフとする。 本日15時よりリハビリ再開指示（ベッド上） 採血オーダー　炎症反応等チェック	11/13 呼吸心拍監視（3時間超）（7日以内） 術後創傷処置　100 cm² 未満 点滴注射 500 mL 以上 　ラクテック注　500 mL　　　　　　3袋 　セファゾリン Na 点滴静注用1gバッグオーツカ 　生食100 mL 付き　　　　　　　　2キット 硬膜外麻酔後における局所麻酔剤の持続注入 （PCA装置による患者自己疼痛管理） 運動器リハビリテーション料（1）　　25分 B-TP，Alb，BIL/ 総，AST，ALT，ALP，LD， 　Tcho，BUN，クレアチニン，Na，Cl，K，グルコース B-CRP B-末梢血液一般
11/14 経過良好，本日よりリハビリテーション単位数増やす 抗生剤本日で終了とする。 バルーン抜去 筋力増強・立位訓練・歩行訓練を40分行う 21日の退院を目標とする。	11/14 点滴注射 　セファゾリン Na 点滴静注用1gバッグオーツカ 　生食100 mL 付き　　　　　　　　2キット 術後創傷処置　100 cm² 未満 運動器リハビリテーション料（1）　　45分
11/15 経過良好。リハ計画通り実施中。 両膝 XP オーダー 便秘気味との訴えあり，頓服処方。	11/15 運動器リハビリテーション料（1）　　50分 両膝関節 X－P（デジタル）2回撮影　電子画像管理 頓）マグミット 330 mg　1T　　　　1回分
11/16 問題なく，リハビリを継続	11/16 運動器リハビリテーション料（1）　　40分
11/17 患部の痛みの訴え有り。リハ頑張りすぎたか？ 本日リハビリテーション休み，明日より再開 ボル SP で様子みてもらう。	11/17 ボルタレンサポ　50 mg　1個　　　　1回分
11/18 ボル SP で痛みは軽快した様子。明日抜糸予定	11/18 運動器リハビリテーション料（1）　　40分
11/19 普段の生活に支障がない程度に回復 リハビリ総合計画評価実施	11/19 運動器リハビリテーション料（1）　　50分 術後創傷処置　100 cm² 未満（抜糸）
11/20 明日，退院予定	11/20 運動器リハビリテーション料（1）　　45分
11/21 薬剤師により退院時薬に対する服薬指導実施 お薬手帳への発行記載等は不要とのことで指導のみ実施 日常生活に支障なく活動可能 本日退院とする。1週間後外来で再診とする。 何か異変があれば，すぐに受診するよう指示	11/21 退院時リハビリテーション指導 退院時投薬 　ロキソプロフェン錠60 mg「EMEC」　3T 　レバミピド錠100 mg「タカタ」　　3T　　7日分

入院食事伝票

日付	11/7	11/8	11/9	11/10	11/11	11/12	11/13	11/14	11/15	11/16	11/17	11/18	11/19	11/20	11/21
朝		○	○	○	○	×	○	○	○	○	○	○	○	○	○
昼		○	○	○	○	×	○	○	○	○	○	○	○	○	×
晩	○	○	○	○	○	×	○	○	○	○	○	○	○	○	×

食堂加算　算定　　　　　　　　○は食有・×は食無

手術伝票

患者氏名	性　別	生年月日	年　齢	診療科	主治医
藤沢　勇太	男	S35.10.29	59歳	整外	A Dr

手術年月日	令和1年11月12日	術前診断	左膝蓋骨骨折		
術　式	骨折観血的手術　膝蓋骨（左）				
手術室	第1手術室	執刀医	A Dr	助　手	B Dr
麻酔管理	麻酔科	麻酔種類	閉麻・胸・頸部硬膜外併施（30分）	麻酔医	C Dr
麻酔時間	9：45 ～ 12：00	手術時間	10：00 ～ 11：45	術体位	仰臥位

術中使用薬剤（麻酔薬含む）

セボフルラン吸入麻酔液「マイラン」	10 mL
フェンタニル注射液 0.1 mg「ヤンセン」0.005%　2 mL	2管
ディプリバン注 - キット〔1%〕500 mg　50 mL	1筒
キシロカイン注ポリアンプ 1%　10 mL	1管
アナペイン注 7.5 mg/mL（0.75% 20 mL）	1管
アナペイン注 2 mg/mL（0.2% 100 mL）	2袋
ロクロニウム臭化物静注液 50 mg/5.0 mL「マルイシ」5 mL	1瓶
フィジオ 140 輸液　　　　　500 mL	1袋
大塚生食　　　　　　　　　500 mL	2瓶
ヘスパンダー輸液　　　　　500 mL	1袋
大塚生食　　　　　　　　　 20 mL	3管
ブリディオン静注 200 mg　　2 mL	1瓶
アセリオ静注液 1,000 mg バッグ　1,000 mg　100 mL	1袋
液体酸素・可搬式液化酸素容器（LGC）	115 L

術中使用特定保険医療材料等

携帯型ディスポーザブル注入ポンプ（PCA 型）（@¥4,330）	1個
固定用金属ピン（一般用・リング型）【旧材料・大転子専用締結器】（@68,100 円）	2個
固定用金属線（金属線・ケーブル）（@40,700 円）	1本
膀胱留置用ディスポーザブルカテーテル 2 管一般（Ⅱ）（@¥561）	1本

2 診療報酬明細書

診療報酬明細書　　　　令和　1　年　11　月分　　県番　　　医コ
（医科入院医療機関別包括評価用）

－		－	
公費①		公受①	
公費②		公受②	

	1 医科	1 社国	1 単独	本入
保険者番号 3 4 1 3 4 5 6 9			給付割合	
被保険者証・被保険者手帳の記号・番号		123 ・ 234		

区分	特記事項	保険医療機関の所在地及び名称
氏名 ①男 2女　1明 2大 ③昭 4平 5令　35 10 29 生　フジサワ ユウタ　藤沢 勇太		
職務上の事由　1 職務上　2 下船後3月以内　3 通勤災害		

分類番号 160820xx01xxxx	診断群分類区分	膝関節周囲の骨折・脱臼　骨折観血的手術　鎖骨，膝蓋骨，手（舟状骨を除く），足，指（手，足）その他等	転帰 軽快	保険 15日 診療実日数 公① 日
傷病名 左膝蓋骨骨折		ICD 10　傷病名 S8200		
副傷病名		副傷病名		公② 日

今回入院年月日　令和　1　年　11　月　7　日　　今回退院年月日　令和　1　年　11　月　21　日

患者基礎情報・入退院情報・診療関連情報

傷病情報・入退院情報・診療関連情報

―――――＜傷病情報＞―――――

主傷病名
　S8200　膝蓋骨骨折
入院の契機となった傷病名
　S8200　膝蓋骨骨折

―――――＜入退院情報＞―――――

予定・緊急入院区分：3 緊急入院（2 以外の場合）

―――――＜診療関連情報＞―――――

手術・処置等
　K0463　骨折観血的手術（膝蓋骨）
　　　　　令和1年11月12日実施

包括評価分・出来高部分

93	―――――＜包括評価部分＞――――― （6月請求分） 　入Ⅰ　　　　2,402　×　9 ＝　　21,618 　入Ⅱ　　　　1,775　×　6 ＝　　10,650 ＜合計＞　32,268　×　1.2972　＝　41,858
	―――――＜出来高部分＞―――――
11	＊初診（病院）時間外特例医療機関加算　518 × 1
13	＊夜間休日救急搬送医学管理料　　　　　600 × 1 ＊退院時リハビリテーション指導料　　　300 × 1 ＊薬剤管理指導料（1 の患者以外の患者） 　算定日　21 日　　　　　　　　　　　　325 × 1
21	＊ロキソプロフェン錠60 mg「EMEC」　3錠 　レバミピド錠100 mg「タカタ」　3錠 　退院時　7 日分投薬　　　　　　　　　　6 × 7
50	＊手術　12 日 　骨折観血的手術（膝蓋骨）　　　　　　11,370 × 1 　携帯型ディスポーザブル注入ポンプ（PCA 型） 　（PCA 型）　4,330 円／1 　固定用金属ピン（一般用・リング型） 　【旧材料・大転子専用締結器】　68,100 円）／2 　固定用金属線 　（金属線・ケーブル）　40,700 円／1 　膀胱留置用ディスポーザブルカテーテル 　（2 管一般（2）標準型）　561 円／1　18,179 × 1 　　　　　　　　　　　　　　　　　別紙に続く

※高額療養費		円	※公	点
97	基準食堂　I	640円 × 38 回 　円 ×　回 50円 × 14 日	※公	点

療養の給付	保険	請　求　93,833	※決定点 点	負担金額 円	食事療養	保険	回 38	請　求 25,020 円	※決定 円	（標準負担額）17,480 円
	公費①	（略）	点 点	円		公費①		円	円	円
	公費②		点 点	円		公費②		円	円	円

前ページの続き

54	＊麻酔　12 日 閉鎖式全身麻酔5　2 時間　15 分 硬膜外麻酔併施加算（頸・胸部）　30 分 　　　　　　　　　　　　　　　　7,350 × 1 硬膜外麻酔後における局所麻酔剤の持続的注入 　　　　　　　　　　　　　　　　　80 × 1 セボフルラン吸入麻酔液「マイラン」　10 mL フェンタニル注射液 0.1 mg「ヤンセン」0.005% 　　　　　　　　　　　　　2 mL　2 管 1% ディプリバン注 - キット 500 mg　50 mL　1 筒 キシロカイン注ポリアンプ 1%　10 mL　1 管 アナペイン注 7.5 mg/mL　0.75%　20 mL　1 管 アナペイン注 2 mg/mL　0.2%　100 mL　2 袋 ロクロニウム臭化物静注液 50 mg/5.0 mL 「マルイシ」　5 mL　1 瓶 フィジオ 140 輸液 500 mL　1 袋 大塚生食注 500 mL　2 瓶 ヘスパンダ―輸液 500 mL　1 袋 大塚生食注 20 mL　3 管 ブリディオン静注 200 mg　2 mL　1 瓶 アセリオ静注液 1,000 mg バッグ　1,000 mg 100 mL　1 袋　　　　　　　　　1,696 × 1 液体酸素・可搬式液化酸素容器 （LGC）0.32 円／L　115 L 酸素補正率 1.3（1 気圧）　　　　　5 × 1 ＊麻酔管理料1（閉鎖循環式全身麻酔）　1,050 × 1
70	＊画像診断管理加算1（写真診断）　　　　70 × 1
80	＊運動器リハビリテーション料（1）　1 単位 　早期リハビリテーション加算　1 単位 　疾患名（運動器リハビリテーション料）； 　左膝蓋骨骨折 　　　　　　　　　　　　　　　　215 × 4 ＊運動器リハビリテーション料（1）　2 単位 　早期リハビリテーション加算　2 単位 　疾患名（運動器リハビリテーション料）； 　左膝蓋骨骨折 　実施日数　10 日　　　　　　　　430 × 6 ＊リハビリテーション総合計画評価料　300 × 1
90	＊救急医療管理加算1 　ク　外傷・破傷風等 　（救急医療管理加算1）　　　　　950 × 7

3 試験問題－設問と正答・解説

(1) 保険の種別

① 協会けんぽ　② 共済組合　③ 船員保険　④ 国民健康保険　⑤ その他

正答 ☞　② 共済組合　解説：保険者番号 34134569 から法別番号 34 であることが読み取れる。

(2) 入院時食事療養費の標準負担額（患者一部負担）の合計金額

① 9,620 円　② 7,770 円　③ 17,480 円　④ 5,920 円　⑤ その他

正答 ☞　③ 17,480 円　解説：食事回数 38 回，食堂加算 14 日であることから 17,480 円を算定する。

(3) 初診料の合計点数

① 282 点　② 288 点　③ 0 点　④ 518 点　⑤ その他

正答 ☞　④ 518 点　解説：初診料 288 点＋時間外特例医療機関加算 230 点であることから 518 点を算定する。

(4) 医学管理料の合計点数

① 300 点　② 325 点　③ 1,225 点　④ DPC に包括　⑤ その他

正答 ☞　③ 1,225 点　解説：夜間休日救急搬送医学管理料 600 点＋退院時リハビリテーション指導料 300 点＋薬剤管理指導料（1 の患者以外の患者）325 点であることから 1,225 点を算定する。

(5) 投薬料の合計点数

① 5 点　② 6 点　③ 42 点　④ DPC に包括　⑤ その他

正答 ☞　③ 42 点　解説：ロキソプロフェン錠 60 mg「EMEC」3T，レバミピド錠 100 mg「タカタ」3T を，退院時処方の 7 日分のみ出来高算定する。

(6) 処置料の合計点数

① 52 点　② 156 点　③ 1,092 点　④ DPC に包括　⑤ その他

正答 ☞　④ DPC に包括　解説：すべて診断群分類点数に包括される。

(7) 手術料・麻酔料の合計点数（薬剤・特定保険医療材料料を含む）

① 39,644 点　　② 37,544 点　　③ 37,624 点　　④ 39,650 点　　⑤ その他

正答☞　④　39,650 点　解説：
　　　　　＜術式＞骨折観血的手術（膝蓋骨）K0463　11,370 点
　　　　　＜麻酔＞閉鎖循環式全身麻酔5　2時間15分（6,000 点＋600 点）＋硬膜外麻酔併
　　　　　　　　　施加算（頸・胸部）30 分（750 点）　7,350 点
　　　　　その他に麻酔管理料1，薬剤・特定保険医療材料料も出来高算定となる。

(8) リハビリテーション料の合計点数

① 2,150 点　　② 1,850 点　　③ 3,440 点　　④ 3,740 点　　⑤ その他

正答☞　④　3,740 点　解説：運動器リハビリテーション料（1）＋早期リハビリテーション加
算　計16単位。リハビリテーション総合計画評価料1であることから3,740 点を算
定する。

(9) 画像診断の合計点数

① 853 点　　② 70 点　　③ 278 点　　④ DPC に包括　　⑤ その他

正答☞　②　70 点　解説：画像診断管理加算1（写真診断）を出来高算定する。

(10) 医療機関別係数の合計

① 1.2937　　② 1.2972　　③ 1.2945　　④ 1.2996　　⑤ その他

正答☞　②　1.2972　解説：
【基礎係数】DPC 標準病院群：1.0404
【機能評価係数Ⅰ】0.1429
（内訳）急性期一般入院料1：0.1018，診療録管理体制加算1：0.0031，医師事務作
　　　　業補助体制加算2（75 対1）：0.0098，医療安全対策加算1：0.0030，感染防
　　　　止対策加算1：0.0137，感染防止対策地域連携加算：0.0035
　　　　データ提出加算2のイ：0.0053，検体検査管理加算Ⅱ：0.0027
【機能評価係数Ⅱ】0.1139 であることから1.2972 となる。

(11) 11 月分の DPC 診断群点数（医療機関別係数をかける前の点数）

① 28,452 点　　② 32,268 点　　③ 31,177 点　　④ 34,622 点　　⑤ その他

正答☞　②　32,268 点　解説：医療資源を最も投入した傷病名が左膝蓋骨骨折（S8200）で，
診断群6桁は，160820 である。手術は，K0463 骨折観血的手術（膝蓋骨）を実施
しているため，コードは02 である。

(12) ICD コード

① S8210　　② S8270　　③ S8201　　④ S8200　　⑤ その他

正答☞　④　S8200　解説：左膝蓋骨骨折は S8200。

(13) 請求点数合計

① 88,253 点　　② 89,233 点　　③ 94,907 点　　④ 89,261 点　　⑤ その他

[正答☞] ⑤ その他　解説：診療報酬明細書から，93,816 点。

(14) 当該問題で算定すべき手術の術式名

① 骨折経皮的鋼線刺入固定術　　② 骨折観血的手術　前腕，下腿

③ 骨折観血的手術　鎖骨，膝蓋骨，手（舟状骨を除く），足，指（手，足）　その他

④ 関節内骨折観血的手術　肩，股，膝　　　　　⑤ その他

[正答☞] ③ 骨折観血的手術　鎖骨，膝蓋骨，手（舟状骨を除く），足，指（手，足）　その他
解説：問（7）の解説を参照。

(15) 当該問題の適切な診断群分類 14 桁コード

① 160820xx99xxxx　　　　② 160820xx01xxxx　　　　③ 160820xx02xxxx

④ 160830xx01xxxx　　　　⑤ その他

[正答☞] ② 160820xx01xxxx　解説：医療資源を最も投入した傷病名が左膝蓋骨骨折（S8200）
で診断群6桁は160820である。手術は，K0463骨折観血的手術を実施しているため，
K0463 等の分岐となり 01 である。

第 47 回（2019 年 6 月 16 日実施） 3

1 試験問題－診療報酬明細書の作成

次の条件で，診療録等から入院診療報酬明細書を作成しなさい。

施設の概要等
◎一般病院 300 床 ◎標榜科※ 1（循環器科，消化器科，外科，脳神経外科，整形外科，麻酔科，リハビリテーション科） ◎ DPC 対象病院　◎救急告示病院（二次救急・輪番制） ◎所在地：神奈川県厚木市（地域加算 2 級地） ◎診療時間：月曜〜金曜 9 時〜 17 時／土曜 9 時〜 12 時／日曜・祝日・年末年始 12/30 〜 1/3 休診

※ 1 該当する診療科がない場合は，未選択として構いません。

職員の状況
◎医師の数は医療法基準を満たしているが，標準を超えてはいない。 ◎薬剤師数，看護職員数は医療法基準を満たしている。 ◎管理栄養士　　　常勤　3 名 ◎放射線診断医　　常勤　2 名 ◎常勤麻酔科標榜医　　　6 名（非常勤は勤務していない） ◎病理診断医　　　常勤　1 名，非常勤　1 名（何れの医師も病理診断のみを担当している）

届出施設基準等
急性期一般入院料 1 ／臨床研修病院入院診療加算 1 ／診療録管理体制加算 1 ／医療安全対策加算 1 感染防止対策加算 1 ／感染防止対策地域連携加算／医師事務作業補助体制加算 2（75 対 1） データ提出加算 2（※ 2）／提出データ評価加算／救急医療管理加算／画像診断管理加算 2 検体検査管理加算Ⅱ／ 64 列以上マルチスライス CT（その他）／フィルムレス（PACS） 夜間休日救急搬送医学管理料／救急搬送看護体制加算 2 ／薬剤管理指導料／在宅療養後方支援病院 麻酔管理料Ⅰ及びⅡ／輸血管理料Ⅱ／輸血適正使用加算（輸血管理料Ⅱ）

※ 2 DPC データは遅延することなく提出している。

DPC 医療機関別係数等
【病院種別】　　　　　DPC 標準病院群 【基礎係数】　　　　　1.0404 【機能評価係数Ⅱ】　　0.1111 ※機能評価係数Ⅰは施設基準から自身で算定すること。

DPC 連絡票（入院時・退院（転出）時・変更時）等よりの患者基礎情報等（当月確定情報）

患者氏名	鈴木　一郎			カルテ番号	第 001 号		
入院日	令和 1 年 5 月 26 日			退院（転出）日			
転　帰	1. 治癒	2. 軽快	3. 寛解	4. 不変	5. 増悪	6. 死亡	7. 外死亡　⑨その他

＊必須記載事項

傷病情報	傷病名	ICD10	傷病名	ICD10
＊①医療資源を最も投入した傷病名	直腸癌	C20		
＊②主傷病名	S 状結腸軸捻転	K562		
③入院の契機となった傷病名	S 状結腸軸捻転	K562		
④医療資源を 2 番目に投入した傷病名	パーキンソン病 Yahr4	G20		
	高血圧症	I10		
⑤入院後発症傷病名				

＊必須記載事項

入退院情報	
①DPC 算定対象となる病棟等以外の病棟移動の有無	無・有
＊②予定・緊急入院区分	1. 予定入院　2. 緊急入院　③緊急入院（搬入の場合）
③前回退院年月日	年　　月　　日
④前回同一傷病での入院の有無	無・有

診療関連情報

①入院時年齢	76 歳	②出生時体重		g
③ JCS	0	④ Burn Index	⑤GAF	
⑥発症前 Rankin Scale		⑦その他		

●＜手術，手術・処置等 1，手術・処置等 2 の情報＞

	点数表コード	名　　称	実施日（開始日）
①手術	K7402 K7191	直腸切除・切断術（低位前方切除） 結腸切除術（小範囲切除）	令和 1 年 5 月 31 日 令和 1 年 5 月 31 日
②手術・処置等 1	K726	人工肛門造設術	令和 1 年 5 月 31 日
③手術・処置等 2		なし	

入 院 診 療 録

病院　300床（外科）

第001号

公費負担者番号								保険者番号	３９１４２１２０

公費負担医療の
受給者番号

被保険者証	記号・番号	12345678
	負担割合	1割

被保険者氏名　　　鈴木　一郎

受診者	氏　名	鈴木　一郎
	生年月日	明大昭 平令 18年 4月 7日　男・女
	住　所	神奈川県厚木市▲▲1－2－3
	職　業	被保険者との続柄　本人

資格取得	昭和平成	年	月	日

事業所	所在地	電話　　　局　　　番
	名称	

保険者	所在地	電話　　　局　　　番
	名称	

傷病名	職務	開始	終了	転帰	期間満了予定日
1）（主）直腸癌	上・外	令和1年5月26日			
2）S状結腸軸捻転	上・外	令和1年5月26日			
3）パーキンソン病 Yahr4	上・外	令和1年5月26日			
4）高血圧症	上・外	令和1年5月26日			

既往症・原因・主要症状・経過等	処方・手術・処置等

既往症・原因・主要症状・経過等

5/26
22時05分，下腹部痛及び嘔吐を主訴に救急搬送。
【既往歴・現病歴】パーキンソン病（Hoehn&Yahr4・生活機能障害度2度）で当院が在宅療養の後方支援として連携する同法人のAクリニック（在宅支援診療所）で訪問診療を受けている。
緊急時には当院に入院を希望されている患者。
救急搬送前に事前にAクリニックの担当医から受け入れ及び状況によっては入院させて欲しいとの求めがあった。

【現症】昨日から，左下腹部痛（＋）と嘔吐（＋）
食事摂取（－）意識はクリア。
腹部所見：触診上，圧痛（＋＋）筋性防御（－）。腹部X線でフリーエアーは認めないが，ガスの貯留及び，coffee bean sign及び巨大化したS状結腸を認める。

【診断】S状結腸軸捻転と診断。本人，家族へIC施行。
『S状結腸が捻じれて血流障害により巨大化している状況です。放っておくと腸が壊死して破れてしまい，便や細菌がお腹の中にばらまかれて腹膜炎や敗血症などの重症感染症となり，命を落とす危険があります。S状結腸は再発率が高く，特にS状結腸は40〜70％と再発率が高くなっています。患者さんのQOL等も考慮するといずれ，外科的に根治術を行った方が良いと考えます。

腹部 X-P 所見

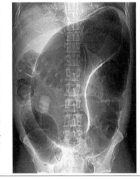

処方・手術・処置等

5/26
1) 緊急院内検査（22時30分）
　＊HDL-コレステロール，AST，ALT，LD，CK，BIL/総，BIL/直
　UA，BUN，クレアチニン，ナトリウム及びクロール
　グルコース，カリウム，アルブミン
　＊B-CRP，ABO，Rh（D），STS定性
　梅毒トレポネーマ抗体定性
　＊末梢血液一般，末梢血液像（自動機械法）
　PT，APTT

2) 腹部単純XP（デジタル）1回撮影
　緊急院内画像診断（22時15分）

3) ECG12誘導

4) 点滴
　ソリューゲンF注1瓶
　アセトキープ3G注500mL　2瓶
　ナイロジン注10mL　1管

5) EF-S状結腸
　内視鏡下生検法（1臓器：直腸）
　T-M（1臓器：直腸）
　内視鏡的結腸軸捻転解除（23時10分〜23時45分）

6) イレウス管挿入（経肛門的）
　イレウス用ロングチューブ（標準型・経肛門挿入型）
　1本

既往症・原因・主要症状・経過等	処方・手術・処置等
5/26 の続き 　取りあえずは，入院して，可及的に内視鏡下で捻転解除を行いましょう。その後，肛門から管を挿入して，お腹に溜まったガスを抜いて，腸の浮腫みを取ります。但し，内視鏡を挿入して腸管に壊死が見られた場合には，緊急開腹手術に切り替えます。』 （本人，家族から同意を得た）A クリニックの担当医へ電話し，当院の診断及び治療の内容を担当医に説明し，同意を得た。 救急医療管理加算 2 ケに準ずる）内視鏡的緊急 S 状結腸軸捻転解除術 【方針・治療】 内視鏡を挿入すると，上部直腸（Ra）に半周性の腫瘍を認めず，穿孔に注意しながら慎重に解除術を行った。 （捻転解除：23 時 10 分〜 23 時 45 分） 本人，家族へ無事に終了した事と生検を行った事を説明。 経肛門的にイレウスチューブを挿入後，一般病棟へ入院となった。	
5/27 回診：下血や腹痛の訴えなし。 腹部 X 線で捻転再発有無の評価する。 　→再発なし。 点滴及びイレウス管減圧ドレナージ継続。 薬剤師へ持参薬（降圧剤・抗パーキンソン病薬）の確認及び服薬指導指示。（服薬指導内容省略）	5/27 1）点滴（静脈内留置針留置） 　アセトキープ 3G 注　500 mL　2 瓶 　ナイロジン注　10 mL　1 管 2）腹部単純 XP（デジタル）　1 回撮影 3）減圧ドレナージ（イレウス管）（持続的吸引）
5/28 回診異常なし。昼よりアセトキープからアミノフリードへ輸液変更。イレウス管は 15 時に抜去。 病理医より生検の結果報告あり→ Adenocarcinoma（腺癌） 本人，家族にムンテラ 『結果は悪性でした。実際にはお腹を開けてみないと確かなことは言えませんが，肉眼的には早期の方だと考えます。 本日，造影 CT 検査をして，他の臓器やリンパ節等に転移がないかを調べさせて下さい。遠隔転移等がなければ，癌の切除と腸捻転の手術を併せて行いたいと考えております。』→本人，家族共に納得し，治療に対して同意を得た。 放射線医から読影レポートあり →直腸口側に腫瘍あり。明らかな他臓器への遠隔転移は認めない。但し，直腸周囲のリンパ節に軽度腫脹を認める。 Dx）直腸癌 / リンパ節転移 S/O	5/28 1）点滴（静脈内留置針留置） 　アセトキープ 3G 注　500 mL　1 瓶 　アミノフリード輸液　500 mL　2 キット 2）減圧ドレナージ（イレウス管）（持続的吸引） 3）造影 CT（胸部〜骨盤腔） 　イオパミロン注 370　シリンジ 75.52% 100 mL　1筒
5/29 回診異常なし。本日午後，家族（妻・息子）を呼び，IC。 本人，家族にムンテラ 『昨日の造影 CT の結果，他の臓器への遠隔転移は認めませんでしたが，直腸の周りのリンパ節が少し腫れているようですので転移しているかも知れません。しかし，遠隔転移がないので，根治術を目指せると考えています。 手術は，結腸軸捻転の根治術（S 状結腸切除）と直腸の上部を切除（低位前方切除）し，直腸周囲のリンパ節も切除します。そして，ご高齢で術後の縫合不全や感染症等の発症リスクが高いため，一時的人工肛門を横行結腸に造設します。この人工肛門は約半年後に手術で閉鎖します。閉鎖後は，普通に肛門からの排便ができます。』 （図示で説明） 本人，家族→『全てお任せします。宜しくお願いします。』 『手術は金曜日の午前中に行います。全身麻酔で行いますので，本日，呼吸機能検査を行います。明日は麻酔科の医師が診察に伺います。』 A クリニックの担当医へ直腸癌であった旨の報告と手術を行うことの説明を電話にて行った。 腫瘍マーカー：CEA9.5 ng/mL　CA19-9 48 U/mL 治療方針：外科的根治術	5/29 1）採血 　＊HDL-コレステロール，AST，ALT，LD，CK，BIL/ 総，BIL/ 直 　UA，BUN，クレアチニン，ナトリウム及びクロール 　グルコース，カリウム，アルブミン 　＊CEA，CA19-9 　＊末梢血液一般，PT 2）肺気量分画測定，フローボリュームカーブ 3）点滴 　ツインパル輸液 500 mL　3 キット

既往症・原因・主要症状・経過等	処方・手術・処置等
5/30 回診：腹痛や腹満訴えなし。 術前麻酔科診察（標榜医指導下で研修医が診察） ①76歳男性で術式は直腸癌に対する低位前方切除術（一時的ストマ造設）及び結腸軸捻転根治術（S状結腸切除術） ②現病歴：パーキンソン病 Yahr4，高血圧症 ③アレルギー：無し　④喫煙：40本／日×20年間 ⑤心電図：正常　⑥ASA分類：Ⅱ ⑦PEリスク：中等度（40歳以上の悪性腫瘍手術）にて術中はフットポンプ使用し術後は弾性ストッキング着用とする。※当日の麻酔導入及び術中管理については麻酔科標榜医が同室で指導の下，研修医が実施することで患者，家族から同意を得た。 麻酔プラン：全身麻酔（挿管）＋硬膜外麻酔（胸部）併施 術後はエピよりPCA装置使用し，局麻剤を持続注入とする。	5/30 　1）点滴 　　　ツインパル輸液500 mL　3キット
5/31 術前回診異常なし。予定通り本日手術とする。 低位前方切除術＋一時的人工肛門造設＋S状結腸切除施行 手術時間：9時30分〜13時40分 麻酔時間：9時00分〜14時10分 出血量460 mL，輸血施行なし。 術中トラブルなく計画通り手術終了。術中はPE予防としてフットポンプ使用。 術中，迅速病理提出したところ，病理医の報告によりリンパ節転移（＋）であったため，郭清術追加施行。TNM分類上はT2，N1，M0と判断。切除した検体は標本作成し，病理医へ診断依頼。気管内チューブは抜管し，BTは留置のまま一般病棟へ 術後はエピに接続されているPCA装置から局所麻酔剤を持続注入とする。麻酔剤は術中残があるため，追加投与は明日行う。 明日，麻酔科術後診察予定。 麻酔管理料は本日算定したものとする。	5/31 　1）点滴（術前） 　　　ソリューゲンF注500 mL　2瓶 　　　パンスポリン静注用1gバッグS 　　　（生理食塩液100 mL付）　1キット 　2）低位前方切除術＋一時的人工肛門造設 　　　S状結腸軸捻転根治術（S状結腸切除） 　　　※手術の詳細は別紙手術伝票を参照 　3）処置（術後病棟にて） 　　　術後酸素（CE）2L／分　帰室時14時30分〜 　　　呼吸心拍監視14時30分〜 　4）点滴（術後） 　　　ソリューゲンF注500 mL　2瓶 　　　パンスポリン静注1gバッグS 　　　（生理食塩液100 mL付）　1キット 　　　ツインパル輸液500 mL　2キット

手術伝票

患者氏名	性　別	生年月日	年　齢	診療科	主治医
鈴木　一郎	男	S18.4.7	76 歳	外科	石川 Dr

手術年月日	令和 1 年 5 月 31 日	術前診断	直腸癌/リンパ節転移疑い/S 状結腸軸捻転				
術　式	低位前方切除術＋一時的人工肛門造設術＋結腸部分切除						
手術室	第 3 手術室	執刀医	石川 Dr	助　手	秋山・加藤医師		
麻酔管理	麻酔科	麻酔種類	閉鎖循環式全身麻酔＋胸部硬膜外麻酔			麻酔医	阿部・伊藤（研修医）
麻酔時間	9：00 ～ 14：10	手術時間	9：30 ～ 13：40	術体位	仰臥位		

術中使用薬剤（麻酔薬含む）

スープレン吸入麻酔液 144 mL
（麻）フェンタニル注射液 0.1 mg「ヤンセン」0.005%　2 mL　1 管
（麻）フェンタニル注射液 0.25 mg「ヤンセン」0.005%　5 mL　2 管
（麻）レミフェンタニル静注用 2 mg「第一三共」1 瓶
（毒）ブチルスコポラミン臭化物注 20 mg「日医工」2%　1 mL　1 管
1% プロポフォール注「マルイシ」200 mg　20 mL　1 管
ドロレプタン注射液 25 mg　2.5　2 mLV ／ブリディオン静注 200 mg　2 mL　1 瓶
エフェドリン「ナガヰ」注射液 40 mg　4%　1 mL　1 管
ネオシネジンコーワ注 1 mg　0.1%　1 mL　1 管
テルモ生食 100 mL　3 袋／ビカネイト輸液 1 L　2 袋
フィジオ 140 輸液 500 mL　2 袋／献血アルブミン 5%　静注 12.5 g/250 mL「JB」2 瓶
大塚生食注 1 L　2 瓶／ヘパリン Na 注 5 千単位 /5 mL「モチダ」5,000 単位　0.4 瓶

術中使用特定保険医療材料等

ハーモニックスカルペル（超音波凝固切開装置）／自動縫合器　2 個／自動吻合器　1 個
液体酸素・定置式液化酸素貯槽（CE）500 L
吸引留置カテーテル（受動吸引型・チューブドレーン・フィルム型）　1 本
吸引留置カテーテル（能動吸引型・創部用・軟質型）　1 本
携帯型ディスポーザブル注入ポンプ（PCA 型）　1 個
膀胱留置用ディスポーザブルカテーテル（2 管一般（3）・標準型）　1 本
気管内チューブ（カフあり・カフ上部吸引機能なし）　1 個

術中検査等

迅速病理（直腸・リンパ節）

診療報酬明細書（医科入院包括）　令和　元　年　5　月分　_____

県番	医コ

1 医科	3 後期	1 単独	7 高入一

保　険　者　番　号　3 9 1 4 2 1 2 0　給付割合 10 9 8 7（　）

被保険者証・被保険者手帳の　記　号・番　号　　省略

－						－			
公費①					公受①				
公費②					公受②				

区分	精神　結核　療養	特記事項

氏名　①男 2 女　1 明 2 大 ③昭 4 平 5 令　18　4　7　生　鈴木　一郎

職務上の事由　1 職務上　2 下船後3月以内　3 通勤災害

保険医療機関の所在地及び名称

分類番号	診断群分類区分		保険	6 日
060040xx0210xx	直腸肛門（直腸S状部から肛門）の悪性腫瘍 手術あり　肛門悪性腫瘍手術 手術・処置等1あり 手術・処置等2なし	転帰	診療実日数 公①	日
傷病名　直腸癌	ICD 10　傷病名　C20　副傷病名		公②	日
副傷病名				

今回入院年月日　令和　1 年　5 月　26 日　　今回退院年月日　令和　　年　　月　　日

患者基礎情報

傷病情報・入退院情報・診療関連情報

包括評価分・出来高部分

— — — — — ＜傷病情報＞— — — — —

主傷病名
　C20　　直腸癌
入院の契機となった傷病名
　K562　　S状結腸軸捻転
入院時併存病名
　G20　　パーキンソン病 Yahr4
　I10　　高血圧症

— — — — — ＜入退院情報＞— — — — —

予定・緊急入院区分：3 緊急入院（2以外のもの）

— — — — — ＜診療関連情報＞— — — — —

手術・処置等
　K7402
　　直腸切除・切断術（低位前方切除術）
　　令和1年5月31日実施

　K726
　　人工肛門造設術
　　令和1年5月31日実施

— — — — — ＜包括評価部分＞— — — — —

（5月請求分）
　　入 I　　　　2,671　×　6　＝　　16,026

93

＜合計＞　16,026　×　1.3015　＝　20,858

— — — — — ＜出来高部分＞— — — — —

11　＊初診
　　深夜加算（初診）　　　　　　　768 × 1

13　＊肺血栓塞栓症予防管理料　　　　305 × 1
　　＊薬剤管理指導料（1の患者以外の患者）
　　算定日　27　　　　　　　　　　325 × 1
　　＊夜間休日救急搬送医学管理料
　　救急搬送看護体制加算2　　　　　800 × 1
　　＊悪性腫瘍特異物質治療管理料
　　（その他・2項目以上）
　　検査名（悪性腫瘍特異物質治療管理料）；
　　（CEA，CA19-9）　　　　　　　　400 × 1
　　腫瘍マーカー検査初回月加算　　　150 × 1

40　＊内視鏡的結腸軸捻点解除術
　　深夜加算2（イに該当を除く）（処置）9,648 × 1

別紙に続く

※高額療養費		円	※公	点	
97	基準 食堂	I	円 × 回 円 × 回 円 × 回	※公	点

療養の給付		請　求	※ 決 定 点	負担金額 円	食事療養		回	請　求 円	※ 決 定 円	(標準負担額) 円
	保険	158,534		57,600		保険	(略)	(略)		(略)
	公費①	(略)	点	円		公費①		円	円	円
	公費②	点	点	円		公費②		円	円	円

前ページの続き

50	＊手術　31 日	
	直腸切除・切断術（低位前方切除術）	
	人工肛門造設加算（直腸切除・切断術）73,300 × 1	
	自動縫合器加算 2 個　　　　　　　　　5,000 × 1	
	自動吻合器加算 1 個　　　　　　　　　5,500 × 1	
	超音波凝固切開装置等加算　　　　　　3,000 × 1	
	結腸切除術（小範囲切除）	
	2 以上の手術の 50％併施　　　　　　12,085 × 1	
	吸引留置カテーテル（受動吸引型・チューブ	
	ドレーン・フィルム型）@264 円／本　1 本	
	吸引留置カテーテル（能動吸引型・創部用・軟質型）	
	@4,630 円／本　1 本	
	膀胱留置用ディスポーザブルカテーテル	
	（2 管一般（3）・標準型）@1650 円／本　1 本	
	携帯型ディスポーザブル注入ポンプ（PCA 型）	
	@4,330 円／個　1 個　　　　　　　　1,087 × 1	
	＊輸血管理料 2	
	輸血適正使用加算（輸血管理料 2）	
	献血アルブミン　　　　　　　　　　　 170 × 1	
	＊麻酔　31 日	
	閉鎖循環式全身麻酔 5　5 時間　10 分	
	硬膜外麻酔併施加算	
	（頸・胸部）5 時間　10 分　　　　　13,575 × 1	
	スープレン吸入麻酔液　144 mL	
	フェンタニル注射液 0.1 mg「ヤンセン」	
	0.005%　2 mL　1 管	
	フェンタニル注射液 0.25 mg「ヤンセン」	
	0.005%　5 mL　2 管	
	レミフェンタニル静注用 2 mg「第一三共」 1 瓶	
	ブチルスコポラミン臭化物注 20 mg「日医工」	
	2%　1 mL　1 管	
	1% プロポフォール注「マルイシ」200 mg	
	20 mL　1 管	
	ドロレプタン注射液 25 mg　2.5 mg　2 mLV	
	ブリディオン静注 200 mg　2 mL　1 瓶	
	エフェドリン「ナガキ」注射液 40 mg　4%	
	1 mL　1 管	
	ネオシネジンコーワ注 1 mg　0.1%　1 mL　1 管	
	テルモ生食 100 mL　3 瓶	
	ビカネイト輸液 1L　2 袋	
	フィジオ 140 輸液 500 mL　2 袋	
	献血アルブミン 5% 静注 12.5 g/250 mL「JB」2 瓶	
	大塚生食注 1L　2 瓶	
	ヘパリン Na 注 5 千単位 /5 mL「モチダ」5,000 単	
	位 0.4 瓶　　　　　　　　　　　　　2,971 × 1	
	液体酸素・定置式液化酸素貯槽	
	（CE）0.19 円 /L　500L	
	酸素補正率 1.3（1 気圧）　　　　　　　 12 × 1	
	＊麻酔管理料 2（閉鎖循環式全身麻酔）　 450 × 1	
60	＊内視鏡下生検法　1 臓器　　　　　　　 310 × 1	
	＊ T-M/OP（リンパ節）　　　　　　　 1,990 × 1	
	＊組織診断料　　　　　　　　　　　　　 450 × 1	
70	＊画像診断管理加算 2	
	（コンピューター断層診断）　　　　　 180 × 1	

90	＊救急医療管理加算 2	
	ケ　緊急手術，緊急カテーテル治療・検査	
	又は t-PA 療法を必要とする状態　　　 350 × 6	
	＊在宅患者緊急入院診療加算（在支診，在支病，在宅	
	療養後方支援病院）　　　　　　　　　 2,500 × 1	

※一時的人工肛門造設の医学的必要性
　高齢者のため，術後の縫合不全や感染症の合併症を発症するリスクが高く，一時的人工肛門造設し，縫合不全や感染症を回避する必要があったため。

3 試験問題－設問と正答・解説

(1) 保険者番号を見て，保険種別の正しいものを選びなさい。

① 協会けんぽ　② 組合　③ 共済組合　④ 国保　⑤ 後期高齢者

正答 ☞ ⑤ 後期高齢者　解説：保険者番号 39142120 から，法別番号 39 であることが読み取れる。

(2) この患者の負担割合を選びなさい。

① 1割　② 2割　③ 3割　④ 7割　⑤ 10割

正答 ☞ ① 1割　解説：診療録の被保険者証欄から読み取れる。

(3) 初診料の点数を選びなさい。

① 288点　② 518点　③ 538点　④ 768点　⑤ 算定対象外

正答 ☞ ④ 768点　解説：初診料 288 点＋深夜加算 480 点であることから 768 点を算定する。

(4) 医学管理料の合計点数を選びなさい。

① 1,980点　② 1,830点　③ 1,780点　④ 1,675点　⑤ 1,640点

正答 ☞ ① 1,980点　解説：夜間休日救急搬送医学管理料 600 点＋救急搬送看護体制加算2 200 点，悪性腫瘍特異物質治療管理料 400 点＋腫瘍マーカー検査初回月加算 150 点，薬剤管理指導料（1の患者以外の患者）325 点，肺血栓塞栓症予防管理料 305 点であることから 1,980 点を算定する。

(5) 注射料の合計点数を選びなさい。

① 490点　② 763点　③ 1,253点　④ その他　⑤ 全てDPCに包括

正答 ☞ ⑤ 全てDPCに包括　解説：すべて診断群分類点数に包括される。

(6) 処置料の合計点数を選びなさい。

① 15,320点　② 9,648点　③ 4,320点　④ 15,192点　⑤ 全てDPCに包括

正答 ☞ ② 9,648点　解説：内視鏡的結腸軸捻転解除術（深夜加算2）：9,648 点を算定する。

(7) 手術料・麻酔料の合計点数を選びなさい。（薬剤・特定保険医療材料含む）

① 105,508点　② 115,593点　③ 117,533点　④ その他　⑤ 117,150点

正答 ☞ ⑤ 117,150点　解説：
・K7402 低位前方切除術を施行し，一時的人工肛門を造設しているため人工肛門造設加算（直腸切除・切断術）を算定する。また，自動縫合器加算2個，自動吻合器加算1個および超音波凝固切開装置加算を算定できる。
・手術通則 14 告示 72 複数手術に係る費用の特例及び別表第1より，K740 直腸切除・

切断術と K719 結腸切除術を併施した場合は，従たる手術の結腸切除を 50/100 で算定できる。
・術中に献血アルブミン 5% 静注 12.5 g/250 mL「JB」（アルブミン製剤）が投与されているため，施設基準の届出がされている輸血管理料 II および輸血適正使用加算が算定できる。
・麻酔管理料は，麻酔科標榜医の管理下で研修医が術前診察および術中の麻酔を実施しているため，麻酔管理料 2 を算定する。

(8) 事例において算定可能な手術の組み合わせを選びなさい。（※手術医療機器等加算は除く）

① 直腸切除・切断術（低位前方切除術）＋人工肛門造設加算＋結腸切除術（小範囲切除）（2 以上の手術の 50%）

② 直腸切除・切断術（低位前方切除術）＋人工肛門造設術

③ 直腸切除・切断術（低位前方切除術）＋人工肛門造設加算＋結腸切除術（結腸半側切除）（2 以上の手術の 50%）

④ 腹腔鏡下直腸切除・切断術（低位前方切除術）＋人工肛門造設加算

⑤ その他

正答 ☞ ① 直腸切除・切断術（低位前方切除術）＋人工肛門造設加算＋結腸切除術（小範囲切除）（2 以上の手術の 50%）　解説：問(7)の解説を参照。

(9) 検査料の合計点数を選びなさい。

① 6,264 点　　② 2,450 点　　③ 2,750 点　　④ その他　　⑤ 全て DPC に包括

正答 ☞ ③ 2,750 点　解説：内視鏡下生検法（1 臓器）310 点＋術中迅速病理組織標本作製 1,990 点＋組織診断料 450 点。他の検査料はすべて診断群分類点数に包括される。

(10) 画像診断料の合計点数を選びなさい。

① その他　　② 3,158 点　　③ 290 点　　④ 180 点　　⑤ 全て DPC に包括

正答 ☞ ④ 180 点　解説：画像診断管理加算 2 180 点を出来高算定。他，撮影料等はすべて診断群分類点数に包括される。

(11) DPC 診断群点数の合計を選びなさい。（※医療機関別係数等を乗じた合計点数）

① 20,858 点　　② 21,576 点　　③ 20,522 点　　④ その他　　⑤ DCP 該当外

正答 ☞ ① 20,858 点　解説：
<診断群分類>
・医療資源を最も投入した傷病名が直腸癌（C20）で，診断群 6 桁は 060040 である。
・手術は，K7402 直腸切除・切断術（低前方切除術）を実施しているため，K7481 等の分岐となり，02 である。
・手術・処置等 1 は人工肛門造設術を実施しているため，1 である。
・手術・処置等 2 は選択できる医療行為はないため，0 である。

<医療機関別係数>
【基礎係数】 DPC標準病院群：1.0404
【機能評価係数Ⅰ】 0.15
急性期一般入院料1：0.1018, 臨床研修病院入院診療加算1（基幹型）：0.0014,
診療録管理体制加算1：0.0031, 医師事務作業補助体制加算2（75対1）：0.0098,
地域加算（2級地）：0.0057, 医療安全対策加算1：0.0030, 感染防止対策加算1：
0.0137, 感染防止対策地域連携加算：0.0035
データ提出加算2のイ：0.0053, 検体検査管理加算Ⅱ：0.0027
【機能評価係数Ⅱ】：0.1111

(12) 入院料の合計点数を選びなさい。

① 2,500点　　　② 2,100点　　　③ 4,600点　　　④ その他　　　⑤ 18,435点

正答 ☞　③ 4,600点　解説：救急医療管理加算2　350点（6日分）＋在宅患者緊急入院診療加算2,500点。
在宅患者緊急入院診療加算の算定根拠について
根拠1：在宅療養後方支援病院の施設基準の届出がされている。
根拠2：事例の患者が訪問診療を受けている患者である。
根拠3：事例の医療機関と訪問診療をしている医療機関が在宅医療について連携している在宅支援診療所である。
根拠4：事例の医療機関と訪問診療をしている医療機関が特別な関係である。（平成30年度改定により特別な関係でも算定可能となった）
根拠5：当該患者が緊急時に事例の医療機関に入院を希望していた。
根拠6：訪問診療の担当医より，入院させて欲しい旨の求めがあった。

(13) 正しい診断群分類14桁コードを選びなさい。

① 060040xx02000x　　　② 060040xx0210xx　　　③ 060210xx9710xx

④ 060040xx97100x　　　⑤ 060040xx0214xx（出来高）

正答 ☞　② 060040xx0210xx　解説：問（11）の解説の診断群分類を参照。

(14) 事例のMDC番号で正しいものを選びなさい。

① MDC01　　　② MDC04　　　③ MDC05　　　④ MDC06　　　⑤ MDC07

正答 ☞　④ MDC06　解説：医療資源を最も投入した傷病名が直腸癌で，消化器系疾患である。

(15) 事例のレセプトにおいて，摘要欄に記載しなくてもよい記載事項はどれか選びなさい。
（回答レセプトには記載不要）

① 一時的人工肛門造設を行った理由等

② 救急医療管理加算2の具体的な重篤な状態について

③ 薬剤管理指導料2の薬剤名　　　④ 悪性腫瘍特異物質治療管理料の腫瘍マーカー検査名

⑤ ①～④の全て

正答 ☞　③ 薬剤管理指導料2の薬剤名　解説：診療報酬請求書・明細書の記載要領を参照。
薬剤管理指導料2は算定日のみ記載（薬剤管理指導料1は薬剤名を記載）。

1 試験問題－診療報酬明細書の作成

次の条件で，診療録から入院診療報酬明細書を作成しなさい。

施設の概要
◎一般病院 250 床
◎標榜科（内科・消化器科・外科・麻酔科・整形外科・リハビリテーション科）
◎ DPC 対象病院
◎救急告示病院（二次救急・輪番制）
◎所在地：神奈川県横浜市（2 級地）
◎診療時間：月～金 9：00 ～ 17：00 ／土曜 9：00 ～ 12：00 ／日曜・祝日・年末年始 休診

職員の状況
◎医師数は医療法の基準を満たしているが，標準を超えてはいない。
◎薬剤師数，看護師数は医療法の基準を満たしている。
◎管理栄養士　　　常勤　3 名
◎放射線診断医　　常勤　2 名
◎麻酔科医　　　　常勤　3 名（非常勤は勤務していない）
◎病理診断医　　　常勤　1 名，非常勤　1 名（いずれも病理診断のみを担当）

届出施設基準等
急性期一般入院料 1 ／診療録管理体制加算 1 ／医療安全対策加算 1 ／感染防止対策加算 1
感染防止対策地域連携加算／検体検査加算Ⅳ／医師事務作業補助体制加算 2（75：1）
データ提出加算 2（DPC データは遅延なく提出）／画像診断管理加算 2 ／救急医療管理加算
麻酔管理料Ⅰ／ 4 列以上 16 列未満マルチスライス型 CT ／フィルムレス
夜間休日救急搬送医学管理料／薬剤管理指導料／輸血管理料Ⅱ

DPC 医療機関別係数等	
【病院種別】	DPC 標準病院群
【基礎係数】	1.0404
【機能評価係数Ⅰ】	施設基準から算出・算定
【機能評価係数Ⅱ】	0.1024
【激変緩和係数】	－ 0.0108

DPC 連絡票 （入院時・退院（転出）時・変更時）等よりの患者基礎情報等（当月確定情報）

患者氏名	山形　健司			カルテ番号		第 001 号		
入院日	平成 30 年 10 月 29 日			退院（転出）日				
転　帰	1. 治癒	2. 軽快	3. 寛解	4. 不変	5. 増悪	6. 死亡	7. 外死亡	⑨. その他

＊必須記載事項

傷病情報	傷病名	ICD10	傷病名	ICD10
＊①医療資源を最も投入した傷病名	潰瘍性大腸炎・全大腸炎型	K510		
＊②主傷病名	潰瘍性大腸炎・全大腸炎型	K510		
③入院の契機となった傷病名				
④入院時併存傷病名	高血圧	I10		
⑤入院後発症傷病名	直腸癌の疑い	C20		

＊必須記載事項

入退院情報	
①DPC 算定対象となる病棟等以外の病棟移動の有無	ⓘ無・有
＊②予定・緊急入院区分	1. 予定入院　　2. 緊急入院　　③. 緊急入院（搬入の場合）
③前回退院年月日	平成　　　年　　　月　　　日
④前回同一傷病での入院の有無	ⓘ無・有

診療関連情報

①入院時年齢	57 歳	②出生体重		g
③ JCS		④ Burn Index	⑤GAF	
⑥発症前 Rankin Scale		⑦その他		

●＜手術，手術・処置等 1，手術・処置等 2 の情報＞

	点数表コード	名　称	実施日（開始日）
①手術	K719-5	全結腸・直腸切除嚢肛門吻合術	平成 30 年 10 月 30 日
②手術・処置等 1			
③手術・処置等 2	G005	中心静脈注射	平成 30 年 10 月 31 日

診 療 録

病院　250床

第001号

公費負担者番号				

公費負担医療の受給者番号				

保険者番号	0	1	2	3	4	5	6	6

被保険者手帳	記号・番号	123・234
被保険者証	有効期限	平成　年　月　日
	被保険者氏名	

受診者	氏　名	山形　健司		資格取得	昭和 平成	年　月　日
	生年月日	明・大・昭・平令 35 年 12 月 20 日	男・女			
	住　所	神奈川県横浜市○○－△△－◇◇		（船舶所有者事業所有者） 所在地 名称	電話　局　番	
	職　業	被保険者との続柄 本人		保険者 所在地 名称	電話　局　番	

傷病名	職務	開始	終了	転帰	期間満了予定日
1) 潰瘍性大腸炎・全大腸炎型(主)	上・外	27年 10月29日	年 月 日	治ゆ・死亡・中止	年 月 日
2) 高血圧症	上・外	27年 12月27日	年 月 日	治ゆ・死亡・中止	年 月 日
3) 直腸癌の疑い	上・外	30年 10月30日	年 月 日	治ゆ・死亡・中止	年 月 日
	上・外				年 月 日

既往症・原因・主要症状・経過等	処方・手術・処置等

既往症・原因・主要症状・経過等

10/29
　潰瘍性大腸炎でH27年10月より通院中
　サラゾスルファピリジンの経口剤・坐剤　投与
　アダリブマブ注射を行い 炎症をコントロール
　寛解・再燃を繰り返していた患者（手術歴なし）
　本日23：00，多量の下血を認め緊急搬送
　諸検査施行
　（放射線医のCT・X-P読影レポートより）
　　・X-Pでフリーエアーを認め，造影CTで腸管穿孔と診断
　　・大腸内視鏡検査で穿孔部確認　重度炎症広範囲
　救急医療管理加算（緊急手術を要する）に該当する
　緊急手術とする（炎症の範囲から亜全摘が適当か）
　麻酔科オンコール
　麻酔科医による術前診察
　既往歴：高血圧症・現内服薬：ミカルディス20mg　1T
　術前検査所見：ECG　正常・Alb　正常
　　　　　　　　CRP・ESR・WBC高値・RBC低値
　胸部X-P：異常なし（放射線科レポートあり）
　血液所見：Hb 13.0 g/dL（やや低め）他　異常所見なし
　UCG：心臓壁動作に異常なし
　BP：135-85
　喫煙20本/日×40年
　ASA分類Ⅱ（軽度の全身疾患を持つ）
　麻酔の合併症について説明
　　硬膜外（腰部）麻酔；神経障害 等
　　全身麻酔：嗄声，咽頭痛，肺炎，無気肺，肺梗塞 等

処方・手術・処置等

10/29
　1) 血液ガス分析
　　　B-A

　2) 入院時一般検査
　　　B-末梢血液一般・末梢血液像（自動機械法）・ESR
　　　B-TP・Alb・AST・ALT・LD・ALP・Amy・
　　　BUN・Na・Cl
　　　B-CRP・HBs抗原・HCV抗体定性　定量
　　　梅毒トレポネーマ抗体定性
　　　B-ABO・Rh（D）
　　　UCG（Mモード）
　　　ECG12

　腸管穿孔の疑いのため
　　腹部CT（4列以上16列未満マルチスライス型）
　　電子画像管理
　　　イオパミロン注300シリンジ100mL　1筒
　　胸部単純X-P（デジタル）　2方向
　　電子画像管理
　　大腸内視鏡検査・ファイバースコーピー（ロ）
　　　23：30
　　　キシロカインゼリー2%　10mL

　3) 点滴
　　　5%　G500mL　1袋 ソルデム3輸液　500mL　2袋
　　　シーパラ注　2mL　2A
　　　フルマリンキット静注用1g（生理食塩液100mL付）
　　　1キット

　　　※入院時より食事なし

既往症・原因・主要症状・経過等	処方・手術・処置等
10/30 術式：結腸切除術（亜全切除）を予定していたが 　　　TM/Op の結果を受け術式変更 麻酔：全身麻酔（挿管）＋硬膜外麻酔（腰部）併施 　　　手術時間：0：45 ～ 4：45 　　　麻酔時間：0：30 ～ 5：00 術体位：仰臥位 間歇的空気圧迫装置使用（フットポンプ） 　肺血栓塞栓症，深部静脈血栓症予防のため 術中迅速病理提出 　結果，異常あり（異型細胞あり） 術後気管内チューブ抜去，膀胱カテ留置継続 エビより局所麻酔剤持続注入	10/30 1）全結腸・直腸切除嚢肛門吻合術 　　自動縫合器　5 個 　　超音波凝固切開装置使用 2）閉鎖循環式全身麻酔 5 ＋硬膜外麻酔（腰部） 3）術中薬剤・特定医療材料 　　セボフルラン吸入麻酔液「マイラン」63 mL 　　フェンタニル注射液 0.1 mg「ヤンセン」 　　0.005%　2 mL　1 管 　　アナペイン注 2 mg/mL　0.2%　100 mL　2 袋 　　フルマリンキット静注用 1 g（生理食塩液 100 mL 　　付）　1 キット 　　ビカーボン輸液 500 mL　1 袋 　　大塚生食注 1 L　3 袋 　　ロクロニウム臭化物静注液 50 mg/5.0 mL「マルイ 　　シ」　5 mL　2 瓶 　　ブリディオン静注 200 mg　2 mL　1 瓶 　　酸素（CE）460 L 　　吸引留置カテ・創部用 I ＠¥4,630　1 本 　　吸引留置カテ・フィルム・チューブ I ＠¥264　2 本 　　膀胱留置カテ 2 管一般（Ⅲ）-1 ＠¥1,650　1 個 4）OP/T-M（直腸） 5）T-M（直腸・全結腸） 6）術後点滴 　　ソルデム 3 輸液 500 mL　3 袋 　　フルマリンキット静注用 1 g（生理食塩液 100 mL 　　付）　1 キット 7）術後酸素吸入（CE）2 L/分　合計 960 L
10/31 術後麻酔科医による診察：異常なし 回診：術後経過良好 IVH カテーテル留置 病理医より報告 　現状では異型上皮細胞を認めるが，悪性とは断定できない 浸出液　培養検査提出	10/31 1）IVH 　　中心静脈用カテーテル標準型 I ＠¥1,790　1 本 　　ソルデム 3 輸液　500 mL　4 袋 　　フルマリンキット静注用 1 g（生理食塩液 100 mL 　　付）　2 キット　ビーエヌツイン 1 号　1 キット 2）硬膜外麻酔後における局所麻酔剤の持続的注入 　　アナペイン注 2 mg/mL　0.2%　100mL　1 袋 3）術後創傷処置　400 cm² 4）ドレーン法（持続的吸引）継続 5）S-M・培・同定（その他）（嫌気培養）

手術伝票

患者氏名	性　別	生年月日	年　齢	診療科	主治医
山形　健司	男	S35.12.20	57 歳	外科	A Dr

手術年月日	平成 30 年 10 月 30 日	術前診断	潰瘍性大腸炎・全大腸炎型		
術　式	全結腸・直腸切除嚢肛門吻合術				
手術室	第 1 手術室	執刀医	A Dr	助　手	B Dr
麻酔管理	麻酔科	麻酔種類	閉麻・腰部硬膜外併施	麻酔医	C Dr
麻酔時間	0：30 ～ 5：00	手術時間	0：45 ～ 4：45	術体位	仰臥位

術中使用薬剤（麻酔薬含む）

セボフルラン吸入麻酔液「マイラン」 63 mL
フェンタニル注射液 0.1 mg「ヤンセン」0.005％　2 mL　1 管
アナペイン注 2 mg/mL　0.2％　100 mL　2 袋
フルマリンキット静注用 1 g（生理食塩液 100 mL 付）　1 キット
ビカーボン輸液 500 mL　1 袋
大塚生食注 1 L　3 袋
ロクロニウム臭化物静注液 50 mg/5.0 mL「マルイシ」　5 mL　2 瓶
ブリディオン静注 200 mg　2 mL　1 瓶
酸素（CE）　460 L

術中使用特定保険医療材料等

吸引留置カテ・創部用 I @￥4,630　1 本
吸引留置カテ・フィルム・チューブ I @￥264　2 本
膀胱留置カテ 2 管一般（Ⅲ)-1 @￥1,650　1 個
超音波凝固切開装置
自動縫合器　5 個

診療報酬明細書（医科入院包括）　平成　30　年　10　月分　_____

							県番	医コ					1 医科	2 本人	1 単 独

保　険　者　番　号	0	1	2	3	4	5	6	6

－							－					

被保険者証・被保険者手帳の 記　号　・　番　号	123・234

公費①		公受①	
公費②		公受②	

区分	精神　結核　療養	特記事項

氏名　山形　健司
名　①男 2 女　1 明 2 大 ③昭 4 平 5 令　35 年 12 月 20　生
職務上の事由　1　職務上　2　下船後3月以内　3　通勤災害

保険医療機関の所在地及び名称

分類番号	診断群分類区分	潰瘍性大腸炎　結腸切除術等 手術・処置等1なし　手術・処置等2あり		転帰	9 その他	保険	3 日
060185xx0101xx						公①	日

傷病名	潰瘍性大腸炎・全大腸炎型		ICD 10	傷病名	K510	診療実日数	
副傷病名				副傷病名		公②	日

今回入院年月日	平成　30 年　10 月　29 日	今回退院年月日	平成　　年　　月　　日

――――――＜傷病情報＞――――――

主傷病名
　K510　　潰瘍性大腸炎・全大腸炎型
入院の契機となった傷病名
　K510　　潰瘍性大腸炎・全大腸炎型
入院時併存病名
　I10　　本態性高血圧症
入院後発症病名
　C20　　直腸癌の疑い

――――――＜入退院情報＞――――――

予定・緊急入院区分：3 緊急入院（2 以外の場合）

――――――＜診療関連情報＞――――――

手術・処置等

　K719-5　全結腸・直腸切除嚢肛門吻合術
　　平成 30 年 10 月 30 日実施
　G005　中心静脈注射
　　平成 30 年 10 月 31 日実施

――――――＜包括評価部分＞――――――

93

（10 月請求分）
　入 I　　　　3,064　×　3　＝　　　9,192

＜合計＞　9,192　×　1.2912　　＝　　11,869

――――――＜出来高部分＞――――――

13　＊肺血栓塞栓症予防管理料　　　　305 × 1

50　＊手術　30 日
　全結腸・直腸切除嚢肛門吻合術
　深夜加算 2（手術）　　　　　93,348 × 1
　自動縫合器加算 5 個　　　　　12,500 × 1
　吸引留置カテーテル（能動吸引型・創部用
　軟質型）4,630 円／1
　吸引留置カテーテル（受動吸引型・チューブ
　ドレーン・フィルム型）264 円／2
　膀胱留置用ディスポーザブルカテーテル
　（2 管一般（3）・標準型）1,650 円／1　681 × 1

別紙に続く

※高額療養費		円	※公	点	
97 食事	基準 I	円 × 回	※公	点	
	食事	円 × 回			
		円 × 日			

療養の給付	保険	請求 148,854	※決定点	負担金額 円	食事療養	保険	回	請求 円	※決定 円	(標準負担額) 円
	公費①					公費①				
	公費②					公費②				

前ページの続き

54	＊麻酔　30 日	
	閉鎖式全身麻酔5　4 時間 30 分	
	硬膜外麻酔併施加算（腰部）　4 時間 30 分	
	深夜加算（麻酔）	18,720 × 1
	セボフルラン吸入麻酔液「マイラン」63 mL	
	フェンタニル注射液 0.1 mg「ヤンセン」0.005%	
	2 mL　1 管	
	アナペイン注 2 mg/mL　0.2%　100 mL　2 袋	
	フルマリンキット静注用 1 g（生理食塩液 100 mL	
	付）　1 キット	
	ビカーボン輸液 500 mL　1 袋	
	大塚生食注 IL　3 袋	
	ロクロニウム臭化物静注液 50 mg/5.0 mL	
	「マルイシ」5 mL　2 瓶	
	ブリディオン静注 200 mg　2 mL　1 瓶 1,727 × 1	
	液体酸素・定置式液化酸素貯槽	
	（CE）0.19 円 /460 L	
	酸素補正率 1.3（1 気圧）	11 × 1
	麻酔管理料 I（閉鎖循環式全身麻酔）　1,050 × 1	
	＊麻酔　31 日	
	硬膜外麻酔後における局所麻酔剤の持続的注入	
		80 × 1
	アナペイン注 2 mg/mL　0.2% 100 mL　1 袋	
		123 × 1

60	＊T-M/OP	1,990 × 1
	B-A	50 × 1
	大腸内視鏡検査（ファイバースコーピー・	
	下行結腸及び横行結腸）	
	深夜加算（内視鏡検査）	2,430 × 1
	組織診断料	450 × 1

70	画像診断管理加算 2	
	（コンピュータ断層診断）	180 × 1
	撮影部位（単純撮影）：胸部（肩を除く）	
	画像診断管理加算 1（写真診断）	70 × 1

90	＊深夜加算（外来診療料）	420 × 1
	＊救急医療管理加算 1	
	ケ　緊急手術，緊急カテーテル治療・検査	
	又は t-PA 療法を必要とする状態	
	全結腸・直腸切除嚢肛門吻合術	950 × 3

3 試験問題－設問と正答・解説

(1) 保険の種別

① 協会管掌健保 ② 船員保険 ③ 共済組合 ④ 国民健康保険 ⑤ 組合管掌保険

正答 ☞ ① 協会管掌健保　解説：保険者番号 01234566 から，法別番号 01 であることが読み取れる。

(2) 患者の負担割合

① 1割　　　② 2割　　　③ 3割　　　④ 7割　　　⑤ 10割

正答 ☞ ③ 3割　解説：診療録の被保険者証欄から読み取れる。

(3) 初診料

① 288点　　② 373点　　③ 538点　　④ 768点　　⑤ 0点

正答 ☞ ⑤ 0点　解説：潰瘍性大腸炎・全大腸炎型が H27 年 10 月 29 日開始のため，初診料の算定は不可。ただし，救急搬送時間は 23 時であり，200 床以上の医療機関であることから再診料の加算として，深夜加算（外来診療料）420 点を入院料で算定する。

(4) 医学管理料の合計

① 905点　　② 685点　　③ 630点　　④ 305点　　⑤ DPC に包括

正答 ☞ ④ 305点　解説：肺血栓塞栓症予防管理料 305 点を算定する。

(5) 注射料の合計点数

① 1,145点　② 1,400点　③ 1,579点　④ 2,724点　⑤ DPC に包括

正答 ☞ ⑤ DPC に包括　解説：すべて診断群分類点数に包括される。

(6) 処置料の合計点数

① 199点　　② 110点　　③ 134点　　④ 24点　　⑤ DPC に包括

正答 ☞ ⑤ DPC に包括　解説：すべて診断群分類点数に包括される。

(7) 手術料・麻酔料の合計点数（薬剤・特定保険医療材料料を含む）

① 128,240 点　　② 119,920 点　　③ 78,432 点　　④ 131,240 点　　⑤ DPC に包括

正答 ☞　① 128,240 点　解説：
・K719-5 全結腸・直腸切除嚢肛門吻合術に深夜加算 2（手術開始 0：45）を算定。
・手術医療機器等加算の超音波凝固切開装置等加算はクローン病または潰瘍性大腸炎の再手術に用いた場合に限り算定できるとされているため，算定不可（事例は初回手術）。自動縫合器加算 5 個のみ算定。
・DPC において，アナペイン注 2 mg/mL は「第 11 部の麻酔，第 3 節の薬剤料」として，その算定を原則として認めるとなっており，硬膜外麻酔後における局所麻酔剤の持続注入で追加投与されたアナペインも出来高算定とする。

(8) 検査料の合計点数

① 4,870 点　　② 4,920 点　　③ 3,340 点　　④ 2,430 点　　⑤ DPC に包括

正答 ☞　② 4,920 点　解説：術中迅速病理組織標本作製（T-M/OP）1,990 点＋動脈血採取（B-A）50 点＋大腸内視鏡検査（ファイバースコピー・下行結腸および横行結腸）深夜加算 2,430 点＋組織診断料 450 点。他の検査料はすべて診断群分類点数に包括される。

(9) 画像診断の合計点数

① 2,957 点　　② 250 点　　③ 2,467 点　　④ 1,250 点　　⑤ DPC に包括

正答 ☞　② 250 点　解説：画像診断管理加算 2（コンピューター断層診断）180 点＋画像診断管理加算 1（写真診断）70 点を出来高算定。他の画像診断に係る費用はすべて診断群分類点数に包括される。

(10) 医療機関別係数の合計

① 1.2855　　② 1.2779　　③ 1.2859　　④ 1.2912　　⑤ その他

正答 ☞　④ 1.2912　解説：
【基礎係数】DPC 標準病院群：1.0404
【機能評価係数Ⅰ】0.1592
（内訳）急性期一般入院料 1：0.1018，診療録管理体制加算 1：0.0031，
　　　　医師事務作業補助体制加算 2（75 対 1）：0.0098，地域加算（2 級地）0.0057，
　　　　医療安全対策加算 1：0.0030，感染防止対策加算 1：0.0137，
　　　　感染防止対策地域連携加算：0.0035，データ提出加算 2 のイ：0.0053，
　　　　検体検査管理加算Ⅳ：0.0133
【機能評価係数Ⅱ】：0.1024
【激変緩和係数】：− 0.0108 であることから，1.2912 を算定できる。

(11) 入院期間Ⅰの DPC 診断群点数（1日あたり）

① 2,824 点 　　② 2,698 点 　　③ 3,064 点 　　④ 3,092 点 　　⑤ その他

正答 ☞　① 2,824 点 　解説：

＜診断群分類＞

・医療資源を最も投入した傷病名が潰瘍性大腸炎・全大腸炎型（K510）で，診断群6桁は 060185 である。

・手術は，K719-5 全結腸・直腸切除嚢肛門吻合術を実施しているため，K719＄等の分岐となり，01 である。

・手術・処置等1は選択できる医療行為はないため，0 である。

・手術・処置等2は中心静脈注射を実施しているため，1 である。

(12) 医療資源を最も投入した ICD10 コード

① K51.0 　　② K51.1 　　③ I10 　　④ K51.8 　　⑤ C20

正答 ☞　① K51.0 　解説：潰瘍性大腸炎・全大腸炎型による全結腸・直腸切除嚢肛門吻合術を実施したため，K510 が医療資源再投入した ICD10 コードとなる。

(13) 請求点数

① 166,397 点 　② 148,854 点 　③ 163,673 点 　④ 156,223 点 　⑤ その他

正答 ☞　② 148,854 点 　解説：診療報酬明細書を参照。

(14) 正しい手術術式

① 結腸切除術（全切除・亜全切除・悪性腫瘍）　　② 結腸切断術（結腸半側切除）

③ 全結腸・直腸切除嚢肛門吻合術　　④ 腸吻合術

⑤ 直腸切除切断術（切除術）

正答 ☞　③ 全結腸・直腸切除嚢肛門吻合術 　解説：診療報酬明細書を参照。

(15) 正しい診断群分類 14 桁

① 060185xx0101xx 　　② 060185xx97x0xx 　　③ 060185xx0110xx

④ 060185xx0100xx 　　⑤ 060185xx97x1xx

正答 ☞　① 060185xx0101xx 　解説：問 (11) の解説を参照。

1 試験問題－診療報酬明細書の作成

次の条件で，診療録等から入院診療報酬明細書を作成しなさい。

施設の概要等
◎一般病院 250 床
◎標榜科※1（循環器科，消化器科，外科，脳神経外科，整形外科，麻酔科，リハビリテーション科）
◎DPC 対象病院
◎救急告示病院（二次救急・輪番制）
◎所在地：神奈川県厚木市（地域加算 2 級地）
◎診療時間：月曜～金曜 9 時～17 時／土曜 9 時～12 時／日曜・祝日・年末年始 12/30 ～ 1/3 休診

※ 該当する診療科がない場合は，未選択として構いません。

職員の状況
◎医師の数は医療法基準を満たしているが，標準を超えてはいない。
◎薬剤師数，看護職員数は医療法基準を満たしている。
◎管理栄養士　　　　常勤　3 名
◎放射線診断医　　　常勤　2 名
◎常勤麻酔科標榜医　3 名（非常勤医は勤務していない）
◎病理診断医　　　　常勤　1 名，非常勤　1 名（何れの医師も病理診断のみを担当している）

届出施設基準等
急性期一般入院料 1 ／診療録管理体制加算 1 ／医療安全対策加算 1 ／感染防止対策加算 1
感染防止対策地域連携加算／検体検査管理加算Ⅳ／医師事務作業補助体制加算 2（75 対 1）
データ提出加算 2（※2）／画像診断管理加算 2 ／救急医療管理加算
64 列以上マルチスライス CT（その他）／フィルムレス（PACS）
夜間休日救急搬送医学管理料／救急搬送看護体制加算 1 ／薬剤管理指導料／輸血管理料Ⅱ
輸血適正使用加算（輸血管理料Ⅱ）

※2 DPC データは遅延することなく提出している。

DPC 医療機関別係数等
【病院種別】　　　　DPC 標準病院群
【基礎係数】　　　　1.0404
【機能評価係数Ⅱ】　0.1073
※機能評価係数Ⅰは施設基準から自身で算定すること。

DPC 連絡票（入院時・退院（転出）時・変更時）等よりの患者基礎情報等（当月確定情報）

患者氏名	佐藤　二郎			カルテ番号	第 001 号		
入院日	平成 30 年 5 月 27 日			退院（転出）日			
転　帰	1. 治癒	2. 軽快	3. 寛解	4. 不変	5. 増悪	6. 死亡	7. 外死亡　⑨その他

*必須記載事項

傷病情報	傷病名	ICD10	傷病名	ICD10
＊①医療資源を最も投入した傷病名	食道静脈瘤出血	I850		
＊②主傷病名	食道静脈瘤出血	I850		
③入院の契機となった傷病名				
④入院時併存傷病名	肝硬変症	K746	肝性腹水	R18
	C 型慢性肝炎	B182		
⑤入院後発症傷病名				

*必須記載事項

入退院情報	
①DPC 算定対象となる病棟等以外の病棟移動の有無	無・有
＊②予定・緊急入院区分	1. 予定入院　2. 緊急入院　③緊急入院（搬入の場合）
③前回退院年月日	平成　　年　　月　　日
④前回同一傷病での入院の有無	無・有

診療関連情報

①入院時年齢	53 歳		②出生時体重		g
③ JCS	10	④ Burn Index		⑤GAF	
⑥発症前 Rankin Scale			⑦その他		

●＜手術，手術・処置等 1，手術・処置等 2 の情報＞

	点数表コード	名　称	実施日（開始日）
①手術	K533	内視鏡的食道・胃静脈瘤硬化療法	平成 30 年 5 月 28 日
①手術	K533-2	内視鏡的食道・胃静脈瘤結紮術	平成 30 年 5 月 31 日
②手術・処置等 1	K533	内視鏡的食道・胃静脈瘤硬化療法	平成 30 年 5 月 28 日
②手術・処置等 1	K533-2	内視鏡的食道・胃静脈瘤結紮術	平成 30 年 5 月 31 日
③手術・処置等 2		なし	

入院診療録

病院　250床（消化器科）

第002号

公費負担者番号					保険者番号	０６１４０７０１

公費負担医療の 受給者番号						

被保険者証

記号・番号	1613・123
負担割合	3割

	氏　名	佐藤　二郎		被保険者氏名	佐藤　二郎	

受診者

生年月日	明大 ㊐昭平　40 年 1 月 10 日　㊚・女

資格取得	昭和 平成　　年　　月　　日

住　所	神奈川県厚木市▲▲３－１－１

事業所
所 在 地	電話　　　局　　　番
名　称	

職　業		被保険者 との続柄	本人

保険者
所 在 地	電話　　　局　　　番
名　称	

傷病名	職務	開始	終了	転帰	期間満了予定日
1)（主）食道静脈瘤出血	上・外	30 年 5 月 27 日			
2) 肝硬変症	上・外	30 年 5 月 27 日			
3) C 型慢性肝炎	上・外	30 年 5 月 27 日			
4) 肝性腹水	上・外	30 年 5 月 27 日			

既往症・原因・主要症状・経過等

5/27（日）
　本日 21 時頃，自宅で飲酒中に大量に吐血し，救急搬送（病院着 21 時 45 分）。来院時，意識 JCS1 で顔面蒼白，眼瞼に黄染を認めたが，ショックは呈していなかった。緊急採血及び誤嚥の可能性があったため，ポータブルで胸部 X 線オーダー。補液とプロトンポンプ阻害剤開始。腹水チェックのため腹部エコー追加。
　現病歴：肝硬変，C 型慢性肝炎にて他院通院中

　採血所見：T-BIL2.1 mg/dL，D-BIL1.1 mg/dL，AST40IU/L
　　　　　　ALT36IU/L，ALB 2.5 g/dL
　　　　　　RBC371 万／μL，Hb 8.7 g/dL，PT 活性 62.2%
　画像診断：肺野クリア，肺炎像なし。
　腹部エコー：腹水少量認める。エコー上では腫瘍なし。
　診断：肝硬変（child 分類 Grade C）
　　　　食道静脈瘤出血
　計画：内視鏡的治療（硬化療法又は結紮術）
　　　　緊急内視鏡を行い，その後入院とする。
　　　　本人，家族へ IC，同意を得た。

　内視鏡室移動中に再び大量吐血。本人意識あり。
　O 型照射洗浄赤血球液 4 単位オーダー
　輸血しながら緊急内視鏡開始（22 時 50 分開始）
　食道胃接合部付近より，噴出性出血認め，視野不良及び胃内へファイバー挿入は不可能なため，内視鏡による止血は困難と判断。やむを得ず，応急的措置として，S-B チューブ挿入し，圧迫止血とした。
　本人の意識 JCS1 程度。

　救急医療管理加算 1 に該当。
　→ア）吐血で全身状態不良

処方・手術・処置等

5/27（日）
1) 緊急院内検査（21 時 55 分）
　＊HDL-コレステロール，AST，ALT，LD，CK，BIL/総，BIL/直
　　UA，BUN，クレアチニン，ナトリウム及びクロール
　　グルコース，カリウム，アルブミン
　＊B-CRP，ABO，Rh（D），STS 定性
　　梅毒トレポネーマ抗体定性
　＊末梢血液一般，末梢血液像（自動機械法）
　　PT，APTT

2) ECG12 誘導

3) 腹部エコー（断層撮影法）

4) 胸部単純 X 線（ポータブル撮影）
　緊急院内画像診断（22 時 10 分）

5) 点滴
　ソリューゲン F 注　2 瓶
　ソルデム 3A 輸液 500 mL　1 袋
　オメプラゾール注用 20 mg「NP」　1 瓶
　大塚生食注 20 mL　2 管

6) EF-食道
　ガスコンドロップ内用液 2%　4 mL
　キシロカインビスカス 2%　5 mL
　キシロカインポンプスプレー8%　0.5 g

7) 照射洗浄赤血球-LR「日赤」400 mL に由来する
　赤血球　2 袋
　血液交叉試験 2 回，間接クームス試験 2 回
　不規則抗体検査 1 回

既往症・原因・主要症状・経過等	処方・手術・処置等
5/27（日）の続き 家族へ IC：出血による視野不良の為，出血部位の確定が困難であり，応急的措置として，バルーンチューブによる圧迫止血をしています。但し，この措置は 48 時間以内に次の治療を施さなければならないため，明日，再度，内視鏡的に確実な止血術を行います。	5/27（日）の続き 8）食道圧迫止血チューブ挿入法 　　胃・食道静脈瘤圧迫止血用チューブ（食道止血用） 　　1 本
5/28（月） 回診。S-B チューブ挿入後，吐血はなく，バイタルも安定している。 KT：36.6，BP：117/76，P：85 回，R：17 回 本日，予定通り，Varix に対して内視鏡的治療を実施する。内視鏡にて食道胃接合部から口側 4 cm のところに瘤を確認した。瘤の形態等からエトキシスクレロールを使用して EIS（硬化療法）を施行した。 薬剤師へ持参薬の確認及び服用中止について指導依頼。	5/28（月） 1）点滴 　　ソリューゲン F 注 2 瓶 　　ソルデム 3A 輸液 500 mL　1 袋 　　オメプラゾール注用 20 mg「NP」　2 瓶 　　大塚生食注 20 mL　4 管 2）内視鏡的食道静脈瘤硬化療法 　　**※手術の詳細については手術伝票参照**
5/29（火） 回診。硬化療法後，吐血なしで Varix については経過良好。本人より，お腹が張って少し苦しいとの訴えあり。 →計画：本日，エコー及び採血チェック 結果：肝機能高値。エコー上，腹水増えている様子。 →利尿剤を点滴追加。 薬剤師記録：渡辺医師より持参薬の確認指示あり。ネオファーゲン C 配合錠あるも，再度，吐血のおそれがあるため，指示あるまで服用中止と患者へ指導説明。	5/29（火） 1）採血 　　＊HDL-コレステロール，AST，ALT，LD，CK， 　　BIL/総，BIL/直 　　UA，BUN，クレアチニン，ナトリウム及びクロール 　　グルコース，カリウム，アルブミン 　　＊AFP，PIVKA-2 定量 　　＊末梢血液一般，PT 2）腹部エコー（断層撮影法） 3）点滴 do＋ラシックス注 20 mg　2 管
5/30（水） 回診。再吐血なく，バイタル安定しているが，腹満が苦しいとの訴え続いている。 →計画：本日，造影腹部 CT 予定する。 読影レポート：肝は変形しており，肝硬変を呈しています。明らかな HCC（肝細胞癌）は指摘できませんが，右葉上部に小さな染まりがあり，血管腫の可能性もあります。腹水が大量に認められ，臍付近にも入り込んでいます。 →計画：腹水穿刺施行し，細胞診へ提出する。	5/30（水） 1）腹部造影 CT　オイパロミン 370 注 100 mL　75.52% 　　1 瓶 2）腹水採取　キシロカイン注ポリアンプ 1%　10 mL 　　1 管 3）細胞診（腹水） 4）点滴 do（5/29 のもの）
5/31（木） 回診。変わりなし。昨日，腹水を抜いて楽になった様子。病理医からの細胞診結果報告：悪性細胞は認めません。明日，内視鏡フォローにて問題なければ退院を計画する。 本日，20 時頃，吐血したと病棟看護師より連絡あり。家族へ連絡し，緊急内視鏡を行うことを電話で同意を得た。 →計画：緊急内視鏡，O 型照射洗浄赤血球液 1 単位オーダー 緊急内視鏡施行すると，前回と同部位から湧出性出血を認めた。今回は瘤頸部が明らかなため，O（オー）リングで Varix 結紮術を施行。体動が激しかったため，ドルミカムで抑制しながら施行した。 本人意識は JCS1 程度だがショックは呈していない。	5/31（木） (1) 内視鏡的食道静脈瘤結紮術 　　**※手術の詳細については手術伝票参照** (2) 照射洗浄赤血球-LR「日赤」200 mL に由来する赤血球　1 袋 　　血液交叉試験 1 回，間接クームス試験 1 回 　　不規則抗体検査 1 回 (3) 点滴 　　ソリューゲン F 注　2 瓶 　　ソルデム 3A 輸液 500 mL　1 袋 　　オメプラゾール注用 20 mg「NP」　1 瓶 　　大塚生食注 20 mL　2 管 　　アルブミナー 5% 静注 12.5 g/250 mL　1 瓶

手術伝票

患者氏名	性　別	生年月日	年　齢	診療科	主治医
佐藤　二郎	男	S40.1.10	53歳	消化器科	渡辺 Dr

手術年月日	平成30年5月28日	術前診断	食道静脈瘤出血		
術　式	内視鏡的食道静脈瘤硬化療法				
手術室	内視鏡室	施行医	渡辺 Dr	助　手	田中看護師
麻酔管理	なし	麻酔種類	なし	麻酔医	不要
麻酔時間	なし	手術時間	11：00～11：30	術体位	側臥位

術中使用薬剤（麻酔薬含む）
ガスコンドロップ内用液2%　4 mL／キシロカインビスカス2%　5 mL キシロカインポンプスプレー8%　0.5 g／エトキシスクレロール1%注射液30 mL　1瓶

術中使用特定保険医療材料等
食道静脈瘤硬化療法用穿刺針1本／食道静脈瘤硬化療法用内視鏡固定用バルーン1個

手術伝票

患者氏名	性　別	生年月日	年　齢	診療科	主治医
佐藤　二郎	男	S40.1.10	53歳	消化器科	渡辺 Dr

手術年月日	平成30年5月31日	術前診断	食道静脈瘤再出血		
術　式	内視鏡的食道静脈瘤結紮術				
手術室	内視鏡室	施行医	渡辺 Dr	助　手	伊藤看護師
麻酔管理	なし	麻酔種類	なし	麻酔医	不要
麻酔時間	なし	手術時間	21：05～21：55	術体位	側臥位

術中使用薬剤（麻酔薬含む）
ガスコンドロップ内用液2%　4 mL／キシロカインビスカス2% 5 mL キシロカインポンプスプレー8%　0.5 g ドルミカム注射液10 mg　2 mL　1管／フルマゼニル静注液0.5 mg「マイラン」5 mL　1管

術中使用特定保険医療材料等
内視鏡的食道静脈瘤結紮セット（単発式）　1セット

2 診療報酬明細書

診療報酬明細書（医科入院包括）　平成　30　年　5　月分　　県番　　医コ

| | 1 医科 | 1 社保 | 1 単独 | 1 本入 |

| 保 険 者 番 号 | 0 | 6 | 1 | 4 | 0 | 7 | 0 | 1 | 給付 7 |

被保険者証・被保険者手帳の　記　号　・　番　号　　1613・123

–							–				
公費①				公受①				
公費②				公受②				

区分　精神　結核　療養　　　　　特記事項

氏名　佐藤　二郎　　①男 2 女　1 明 2 大③昭 4 平　40　1　10　生

職務上の事由　1 職務上　2 下船後 3 月以内　3 通勤災害

保険医療機関の所在地及び名称

分類番号	診断群分類区分	肝硬変（胆汁性肝硬変を含む。） その他の手術あり　手術・処置等 1 あり 手術・処置等 2 なし　定義副傷病なし			転帰	9 その他	保険	5 日
060300xx97100x							公①	日
傷病名	食道静脈瘤出血		ICD 10	傷病名 I850			
副傷病名				副傷病名		公②	日

今回入院年月日　平成　30　年　5　月　27　日　　今回退院年月日　平成　　年　　月　　日

患者基礎情報　傷病情報・入退院情報・診療関連情報

```
――――――<傷病情報>――――――

主傷病名
    I850    食道静脈瘤出血
入院の契機となった傷病名
    I850    食道静脈瘤出血
入院時併存病名
    K746    肝硬変症
    B182    C型慢性肝炎
    R18     肝性腹水


――――――<入退院情報>――――――

予定・緊急入院区分：3 緊急入院（2 以外の場合）

――――――<診療関連情報>――――――

手術・処置等

K533
  食道・胃静脈瘤硬化療法（内視鏡によるもの）
  平成 30 年 5 月 28 日実施


K533-2
  内視鏡的食道・胃静脈瘤結紮術
  平成 30 年 5 月 31 日実施
```

包括評価部分・出来高部分

```
――――――<包括評価部分>――――――

 （5 月請求分）
  入 I          2,803  ×  5 =    14,015
93 <合計>  14,015  × 1.3069  =    18,316
――――――<出来高部分>――――――
11 ＊初診（入院）
   初診（休日）加算            538 × 1

13 ＊夜間休日救急搬送医学管理料
   救急搬送看護体制加算 1     1,000 × 1

   ＊薬剤管理指導料 2（1 の患者以外の患者）
   （29 日）（持参薬）          325 × 1

40 ＊食道圧迫止血チューブ挿入法
   深夜加算 2（イに該当を除く）（処置）5,832 × 1

50 ＊手術　28 日
   食道・胃静脈瘤硬化療法（内視鏡）    8,990 × 1
   ＊ガスコンドロップ内用液 2%　4 mL
   キシロカインビスカス 2%　5 mL
   キシロカインポンプスプレー 8%　0.5 g
   エトキシスクレロール 1% 注射液 30 mL　1 瓶
                                  1,739 × 1
   食道静脈瘤硬化療法用穿刺針　3,910 円
   ／ 1
   食道静脈瘤硬化療法用内視鏡固定用バルーン
   7,200 円／ 1
                              1,111 × 1
                                別紙に続く
```

※高額療養費			円	※公	点	
97 基準食堂	I	円 × 回	※公	点	
食事		円 × 回			
		円 × 日			

療養の給付	保険	請　求	※決　定　点	負担金額　円	食事療養	保険	回	請　求　円	※決　定　円	(標準負担額)　円
		53,516					0	0		0
	公費①	（略）	点	円		公費①		円	円	円
	公費②	点	点	円		公費②		円	円	円

前ページの続き

50	＊手術　31 日 内視鏡的食道・胃静脈瘤結紮術 （一連の為，手技料算定せず） ＊ガスコンドロップ内用液 2%　4 mL キシロカインビスカス 2%　5 mL キシロカインポンプスプレー 8%　0.5 g （向）ドルミカム注射液 10 mg　2 mL　1 管 フルマゼニル静注液 0.5 mg「マイラン」5 mL　1 管 　　　　　　　　　　　　　　　　147 × 1 内視鏡的食道静脈瘤結紮セット （単発式）　15,400 円／ 1　　　1,540 × 1 ＊保存血液輸血（1 回目）　200 mL　　450 × 1 保存血液輸血（2 回目以降）　360 mL　700 × 1 間接クームス検査加算　2 回分　　94 × 1 血液交叉試験加算　2 回分　　　60 × 1 不規則抗体加算　1 回　　　　197 × 1 照射洗浄赤血球液-LR「日赤」血液 400 mL に 由来する赤血球　2 袋　　　4,104 × 1 ＊輸血管理料 2 輸血適正使用加算 2（輸血管理料 2）　170 × 1 ＊保存血液輸血（2 回目以降）　140 mL　350 × 1 間接クームス検査加算　1 回　　47 × 1 血液交叉試験加算　1 回　　　30 × 1 照射洗浄赤血球液-LR「日赤」血液 200 mL に 由来する赤血球　1 袋　　　1,026 × 1
60	＊ EF-食道 深夜加算（内視鏡検査）　　1,440 × 1 ＊腹水採取　　　　　　　　　180 × 1 ＊細胞診断料　　　　　　　　200 × 1
70	＊画像診断管理加算 2　　　　　180 × 1
90	＊救急医療管理加算 1　　　　　950 × 5 ＊救急医療管理加算アに該当する

◆◆◆◆◆◆＜コーディングデータ＞◆◆◆◆◆◆
省略

3 試験問題－設問と正答・解説

(1) 保険者番号を見て，保険種別の正しいものを選びなさい。

① 協会けんぽ　② 健康保険組合　③ 共済組合　④ 国民健康保険　⑤ 後期高齢者

正答 ☞　② 健康保険組合　解説：保険者番号 06140701 から，法別番号 06 であることが読み取れる。

(2) この患者の負担割合を選びなさい。

① 1 割　　② 2 割　　③ 3 割　　④ 7 割　　⑤ 10 割

正答 ☞　③ 3 割　解説：診療録の被保険者証欄から読み取れる。

(3) 初診料の点数を選びなさい。

① 288 点　　② 518 点　　③ 768 点　　④ 538 点　　⑤ 算定対象外

正答 ☞　④ 538 点　解説：初診料 288 点＋休日加算 250 点（日曜日の 21 時 45 分に救急搬送）。

(4) 医学管理料の合計点数を選びなさい。

① 380 点　　② 325 点　　③ 600 点　　④ 925 点　　⑤ 1,325 点

正答 ☞　⑤ 1,325 点　解説：夜間休日救急搬送医学管理料 600 点＋救急搬送看護体制加算 1 400 点＋薬剤管理指導料（1 の患者以外の患者）325 点であることから 1,325 点を算定する。

(5) 注射料の合計点数を選びなさい。

① 1,028 点　　② 1,125 点　　③ 1,222 点　　④ 1,353 点　　⑤ DPC に包括

正答 ☞　⑤ DPC に包括　解説：すべて診断群分類点数に包括される。

(6) 処置料の合計点数を選びなさい。

① 3,240 点　　② 6,120 点　　③ 5,832 点　　④ 8,762 点　　⑤ DPC に包括

正答 ☞　③ 5,832 点　解説：J049 食道圧迫止血チューブ挿入法の開始時間が 22 時 50 分のため，所定点数 3,240 点に深夜加算 2 を加算し，5,832 点となる。使用した特定保険医療材料は包括評価となる。

(7) 手術料・麻酔料の合計点数を選びなさい。（薬剤・特定保険医療材料含む・輸血に係るものを除く）

① 2,877 点　　② 22,517 点　　③ 26,129 点　　④ 27,337 点　　⑤ 13,527 点

正答☞ ⑤ 13,527 点　解説：
＜5月28日＞食道・胃静脈瘤硬化療法（内視鏡）K533　8,990 点
＜5月31日＞内視鏡的食道・胃静脈瘤結紮術 K533-2 を実施しているが，一連の期間内（おおむね1週間）において双方の手術を併施または，同じ手術を2回以上行った場合は主たるもののみで算定するとあるため，手技料は算定せず，薬剤・特定保険医療材料のみを算定する。

(8) 事例において算定可能な手術の術式を選びなさい。

① 食道・胃静脈瘤手術（血行遮断術を主とするもの）　　② 食道静脈瘤手術（開腹）
③ 食道・胃静脈瘤硬化療法（内視鏡）または内視鏡的食道・胃静脈瘤結紮術
④ 腹腔鏡下食道静脈瘤手術
⑤ 食道・胃静脈瘤硬化療法と内視鏡的食道・胃静脈瘤結紮術

正答☞ ③ 食道・胃静脈瘤硬化療法（内視鏡）または内視鏡的食道・胃静脈瘤結紮術　解説：
基本点数は双方同じであるため，どちらか一方を算定していれば正解とする。

(9) 輸血に係る点数の合計について正しいものを選びなさい。

① 7,228 点　　② 7,578 点　　③ 7,058 点　　④ 6,981 点　　⑤ 7,278 点

正答☞ ① 7,228 点　解説：
・照射洗浄赤血球液-LR の最終容量は 200 mL 由来が 140 mL，400 mL 由来が 280 mL である。27 日の赤血球液は 400 mL 由来を2袋使用しているため輸血総量は 560 mL となり，保存血液輸血 560 mL　1,150 点を算定。血液交叉試験および間接クームスについては輸血用血液ごとの検査のため，27 日はそれぞれ，2回ずつの算定となる。
・不規則抗体加算は月1回の算定。
・届出施設基準より輸血管理料Ⅱ，輸血適正使用加算（輸血管理料Ⅱ）。

(10) 検査料の合計点数を選びなさい。

① 1,620 点　　② 1,640 点　　③ 1,825 点　　④ 1,820 点　　⑤ DPC に包括

正答☞ ④ 1,820 点　解説：
・EF-食道（深夜加算）1,440 点＋腹水採取 180 点＋細胞診断料 200 点
　EF-食道（深夜加算）の手技料のみ出来高算定。
・細胞診検査は包括評価となるが，検体採取料の腹水採取は出来高算定となる。

(11) 画像診断料の合計点数を選びなさい。

① 2,487 点　　② 1,987 点　　③ 2,910 点　　④ 180 点　　⑤ DPC に包括

正答 ☞　④ 180 点　解説：画像診断管理加算 2（コンピューター断層診断）を出来高算定。

(12) DPC 診断群点数の合計を選びなさい。（※医療機関別係数等を乗じた合計点数）

① 18,480 点　　② 18,316 点　　③ 19,564 点　　④ 20,530 点　　⑤ 28,314 点

正答 ☞　② 18,316 点　解説：

＜診断群分類番号＞
・医療資源を最も投入した傷病名が食道静脈瘤出血（I850）で，診断群 6 桁は 060300 である。
・手術は内視鏡による硬化療法および結紮術を実施しているため，手術の分岐はその他の手術有り（97）となる。また，双方の手術は手術・処置等 1 の分岐項目に掲げられているため，手術・処置等 1 も有り（1）となる。
　手術・処置等 2 および定義傷病名は当該事例では該当する該当しないため，双方ともになし。したがって，診断群分類番号　060300xx97100x。
＜医療機関別係数＞
【基礎係数】DPC 標準病院群：1.0404
【機能評価係数Ⅰ】0.1592
（内訳）急性期一般入院料 1：0.1018，診療録管理体制加算 1：0.0031，
　　　医師事務作業補助体制加算 2（75 対 1）：0.0098，地域加算（2 級地）0.0057，
　　　医療安全対策加算 1：0.0030，感染防止対策加算 1：0.0137，
　　　感染防止対策地域連携加算：0.0035，データ提出加算 2 のイ：0.0053，
　　　検体検査管理加算Ⅳ：0.0133
【機能評価係数Ⅱ】：0.1073

(13) 医療機関別係数等の合計を選びなさい。（基礎係数＋機能評価係数Ⅰ＋機能評価係数Ⅱの合計）

① 1.1996　　② 1.3373　　③ 1.3012　　④ 1.3069　　⑤ 1.2334

正答 ☞　④ 1.3069　解説：問（12）の医療機関別係数を参照。

(14) 正しい診断群分類 14 桁コードを選びなさい。

① 060300xx97000x　　② 060300xx9701xx　　③ 060300xx97100x
④ 060300xx97101x　　⑤ 060300xx0110xx

正答 ☞　③ 060300xx97100x　解説：問（12）の診断群分類番号を参照。

(15) 事例の MDC 番号で正しいものを選びなさい。

① MDC01　　② MDC03　　③ MDC04　　④ MDC06　　⑤ MDC10

正答 ☞　④ MDC06　解説：医療資源を最も投入した傷病名が食道静脈瘤出血（I850）で診断群 6 桁は，060300。

資　料：DPC に係る Q&A

（厚生労働省保険局医療課令和 2 年 3 月 31 日付事務連絡
「疑義解釈資料の送付について（その 1）」より DPC 関連部分を抜粋）

1．DPC 対象病院の基準について

問 1-1 診療記録管理者とはどのような業務を行う者か。

（答）診療情報の管理，入院患者についての疾病統計における ICD10 コードによる疾病分類等を行う診療情報管理士等をいう。

2．DPC 対象患者について

問 2-1 DPC 対象患者は，自らの意志で診断群分類点数表による算定か，医科点数表による算定を選択することができるのか。

（答）選択できない。

問 2-2 同一日に入退院する，いわゆる「1 日入院」の患者は包括評価の対象と考えてよいか。

（答）包括評価の対象と考えてよい。

問 2-3 午前 0 時をまたがる 1 泊 2 日の入院についても，入院した時刻から 24 時間以内に死亡した場合には包括評価の対象外となるのか。

（答）包括評価の対象外となる。

問 2-4 DPC 算定の対象外となる病棟から DPC 算定の対象病棟に転棟したが，転棟後 24 時間以内に死亡した場合には包括評価の対象外となるのか。

（答）包括評価の対象外となる患者は「当該病院に入院後 24 時間以内に死亡した」患者であり，転棟後 24 時間以内に死亡した患者はその範囲には含まれない。

問 2-5 包括評価の対象外となる臓器移植患者は，厚生労働大臣告示に定められた移植術を受けた入院に限り包括評価の対象外となるのか。

（答）そのとおり。

問 2-6 DPC 対象病院において，回復期リハビリテーション病棟入院料又は緩和ケア病棟入院料を算定する一般病棟に入院しているが，当該入院料の算定対象外となる患者については包括評価の対象となるのか。

（答）入院している病棟（床）で判断するため，包括評価の対象とならない。

問 2-7 分娩のために入院中の患者が，合併症等に罹患して保険給付が開始された場合には包括評価の対象となるのか。

（答）保険給付が開始された時に包括評価の対象となるか否かを判断する。なお，包括評価の対象となる場合には，保険給付が開始された日を入院の起算日とする。

問 2-8 治験，臓器移植，先進医療を行った患者等，包括評価の対象外となる患者がいったん退院し，同じ病院に再入院した場合は，包括評価の対象患者として算定してよいか。

（答）医学的に一連の診療として判断される場合は医科点数表により算定すること。（包括評価の対象患者とならない。）

問 2-9 外来で治験を行っている患者が骨折等で入院した場合，その患者は包括評価の対象となるのか。

（答）入院時に既に治験の対象者であることから包括評価の対象とはならない。

問 2-10 先進医療として認められている技術が医療機器の保険収載等の理由により，途中で保険適用となった場合，該当する先進医療の技術による治療を受けた患者は包括評価の対象となるのか。それとも次回改定までの間は引き続き包括評価の対象外となるのか。

（答）保険適用となる以前に当該技術による治療を受けた入院の場合には包括評価の対象外となる。保険適用後に当該技術による治療を受けた患者については包括評価の対象となる。

問 2-11 厚生労働大臣が告示する高額薬剤が投与された患者であるが，告示されていない診断群分類区分が適用される場合，その患者は「厚生労働大臣が別に定める者」に該当する患者として包括評価の対象外となるのか。

（答）当該患者については「厚生労働大臣が別に定める者」には該当せず包括評価の対象となる。（薬剤名と対象診断群分類区分が一致しなければ包括評価の対象外患者とはならない。）

問 2-12 主たる保険が労災又は公災の適用患者は包括評価の対象外となるのか。

（答）包括評価の対象外となる。

問 2-13 労災又は公災が適用される入院患者が，他科受診において医療保険が適用される場合は，医科点数表により算定するのか。

（答）医療保険が適用される診療については医科点数表により算定する。

問 2-14 交通事故による患者も，医療保険を使用する場合には包括評価の対象となるのか。

（答）包括評価の対象となる。

問 2-15 DPC 対象病院において区分番号「A400」短期滞在手術等基本料 2 又は 3 の対象手術等を実施した患者については，どのような算定となるのか。

（答）DPC 対象病院においては，DPC/PDPS による算定を行う病床に限らず全ての病床において当該点数は算定できない。

問 2-16 一般病棟用の重症度，医療・看護必要度に係る評価票評価の手引きにおいて「DPC 対象病院において短期滞在手術等基本料 2 又は 3 の対象となる手術，検査又は放射線治療を行った患者（基本診療料の施設基準等第十の三（3）及び四に係る要件以外の短期滞在手術等基本料に係る要件を満たす場合に限る。）は評価の対象としない。」とあるが，例えば短期滞在手術等基本料 3 の対象となる手術を実施して入院から 4 日目に退院した患者であって，当該期間中に短期滞在手術等基本料 3 の対象となる手術を複数実施した場合も対象から除外されるのか。

（答）除外されない。基本診療料の施設基準等第十の三（3）及び四に係る要件以外の短期滞在手術等基本料に係る要件に準じて，短期滞在手術等基本料 2 又 3 が算定できない場合は，一般病棟用の重症度，医療・看護必要度の評価の対象から除外されない。

3. 診断群分類区分の適用の考え方について

【「医療資源を最も投入した傷病名」について】

問 3-1-1「医療資源を最も投入した傷病」はどのように選択するのか。

（答）「医療資源を最も投入した傷病」は，入院期間において治療の対象となった傷病の中から主治医が ICD10 コードにより選択する。

問 3-1-2「一連」の入院において独立した複数の疾病に対して治療が行われた場合にも，「医療資源を最も投入した傷病」は一つに限るのか。

（答）そのとおり。

問 3-1-3「医療資源を最も投入した傷病」については，DPC 算定病床以外の医療資源投入量も含めて考えるのか。

（答）含めない。DPC 算定病床に入院していた期間で，「医療資源を最も投入した傷病」を決定する。

問 3-1-4 合併症に対する治療に医療資源を最も投入した場合に，合併症を「医療資源を最も投入した傷病」として診断群分類区分を決定するのか。

（答）そのとおり。

問 3-1-5「医療資源を最も投入した傷病」と手術内容が関連しないこともあり得るか。

（答）あり得る。

問 3-1-6 抜釘目的のみで入院したが，「医療資源を最も投入した傷病」は「○○骨折」でよいか。

（答）「○○骨折」でよい。

問 3-1-7「医療資源を最も投入した傷病」を決定するにあたり，医療資源に退院時処方に係る薬剤料や手術で使用した薬剤料を含めることができるか。

（答）含めることはできない。

問 3-1-8「疑い病名」により，診断群分類区分を決定してよいのか。

（答）原則として入院期間中に診断を確定し，確定した病名で診断群分類区分を決定すること。ただし，検査入院等で入院中に確定診断がつかなかった場合においては，「疑い病名」により診断群分類区分を決定することができる。

問 3-1-9 医療資源を最も投入した傷病名として「U07.1 COVID-19」を選択した患者については，どのような算定となるか。

（答）医科点数表により算定する。診療報酬明細書の摘要欄に「U07.1」と記載すること。

【「手術」について】

問 3-2-1 手術を実施する予定で入院したもののその手術が実施されていない時点における診療報酬の請求であっても，入院診療計画等を勘案して「手術あり」の診断群分類区分により算定をしてよいか。

（答）入院診療計画等に手術を実施することが記載されており，かつ，患者等への説明が行われている場合には「手術あり」の診断群分類区分により算定する。

問 3-2-2 同一手術野又は同一病巣につき，2以上の手術を同時に行った場合の費用の算定は，原則として，主たる手術の所定点数のみ算定することとされているが，算定しなかった手術が診断群分類区分の定義テーブルの項目に含まれている場合，当該手術に係る分岐を選択することができるのか。

（答）選択することができる。

問 3-2-3 区分番号「K678」体外衝撃波胆石破砕術（一連につき）のように一連の治療につき1回しか算定できない手術について，算定できない2回目以降の手術に係る入院についても「手術あり」で算定することができるのか。

（答）「手術あり」で算定することができる。（2回目の入院で区分番号「K678」体外衝撃波胆石破砕術を再び行った場合，手術料は算定することができないが，診療行為として行われているため，「手術あり」として取り扱う。）ただし，その区分番号，名称及び実施日を診療報酬明細書の「診療関連情報」欄に記載する必要がある。

問 3-2-4 診断群分類区分を決定するにあたり，医科点数表第10部「手術」に定める輸血のみを実施した場合は「手術あり」「手術なし」のいずれを選択することとなるのか。

（答）「手術あり」を選択する。ただし，区分番号「K920-2」輸血管理料のみを算定した場合は「手術なし」を選択する。

問 3-2-5 手術の有無による分岐の決定において，区分番号「K920-2」輸血管理料のみを算定し他の手術がない場合は「手術なし」となるのか。

（答）そのとおり。

問 3-2-6 他院において手術の実施後に自院に転院した患者については，自院において手術が実施されなかった場合は「手術なし」の診断群分類区分に該当するのか。

（答）そのとおり。

問 3-2-7 入院日Ⅲを超えた後に手術を行った場合も，診断群分類区分は「手術あり」として選択すべきか。

（答）そのとおり。

問 3-2-8 手術の区分番号「K○○○」において，「●●術は区分番号「K△△△の▲▲術に準じて算定する」と記載されている場合，診断群分類区分を決定する際は「準用元の手術で判断すること」となっているが，これは区分番号「K○○○」で判断するということか。

（答）そのとおり。

【「手術・処置等1・2」について】

問 3-3-1 区分番号「D291-2」小児食物アレルギー負荷検査を9歳以上の患者に対して行った場合，食物アレルギー（診断群分類080270）の「手術・処置等1」は「あり」を選択するのか。

（答）「なし」を選択する。

問 3-3-2 DPC留意事項通知の「用語等」に示されている「神経ブロック」について，例えば区分番号「L100 1神経ブロック（局所麻酔剤又はボツリヌス毒素使用）神経根ブロック」には，他に医科点数表に示されている「トータルスパイナルブロック」や「三叉神経半月神経節ブロック」は含まれないのか。

（答）含まれない。区分番号「L100 2神経ブロック腰部硬膜外ブロック」区分番号「L100 5神経ブロック仙骨部硬膜外ブロック」についても同様に明示された手技に限る。

問 3-3-3 手術に伴った人工呼吸は医科点数表では「手術当日に，手術（自己血貯血を除く）の費用及び注射の手技料は，術前，術後にかかわらず算定できない。」とされているが，DPCについても同様の取扱いか。

（答）手術当日に手術に関連して行う人工呼吸については，術前・術後にかかわらず「人工呼吸なし」の診断群分類区分を選択する。

問 3-3-4 診断群分類が胃の悪性腫瘍（060020）等であり，一入院中に化学療法と放射線療法の両方を行った場合の「手術・処置等2」は「2（放射線療法）あり」を選択することとなるのか。

（答）そのとおり。「放射線治療あり」については特に明記されていない場合，化学療法を併用した患者も含まれるため注意されたい。

問 3-3-5 化学療法の「レジメン別分岐」は，分岐の対象となっている薬剤に加えて，他の薬剤を併用しても選択することができるのか。

（答）選択することができる。

問 3-3-6 診断群分類区分の決定にあたり，手術中に行った化学療法のみをもって「化学療法あり」を選択することができるか。

（答）選択することはできない。「化学療法」には手術中の使用，外来・退院時，在宅医療での処方は含まれていない。

問 3-3-7 活性 NK 細胞療法は，化学療法に含まれるか。

（答）化学療法に含まれない。

問 3-3-8 化学療法の定義として「悪性腫瘍に対して抗腫瘍効果を有する薬剤を使用した場合」とあるが，高カルシウム血症の治療薬「ゾメタ」は骨転移に対して適応がある。このような薬剤の場合，ゾメタを使用すれば全て「化学療法あり」を選択することができるのか。

（答）抗腫瘍効果を有する薬剤が，悪性腫瘍に対する抗腫瘍効果を目的に使用された場合にのみ「化学療法あり」を選択できる。質問の例では，高カルシウム血症の治療を目的に投与されている場合は，当該薬剤の使用をもって「化学療法あり」を選択することはできない。ただし，抗腫瘍効果の目的で使用した場合は「化学療法あり」を選択することができる。

問 3-3-9 「手術・処置等 2」に特定の薬剤名（成分名）での分岐がある場合，その薬剤の後発医薬品が保険適用された場合にも同じ分岐を選択することができるのか。

（答）選択することができる。（薬剤による診断群分類の分岐の指定については，原則として成分名で行っており，先発品か後発品かは問わない。）

問 3-3-10 区分番号「G006」植込型カテーテルによる中心静脈注射を実施した場合，「手術・処置等 2」の分岐の区分で区分番号「G005」中心静脈注射を選択することができるのか。

（答）選択することはできない。定義テーブルに記載されている項目のみで判断する。

問 3-3-11 手術に伴って中心静脈注射を実施した場合は，医科点数表では「手術当日に，手術（自己血貯血を除く）に関連して行う処置（ギプスを除く。）の費用及び注射の手技料は，術前，術後にかかわらず算定できない。」とされているが，診断群分類区分は「中心静脈注射あり」又は「なし」どちらを選択するのか。

（答）手術当日に手術に関連して行う中心静脈注射については，術前・術後にかかわらず「中心静脈注射なし」の診断群分類区分を選択する。

問 3-3-12 閉鎖循環式麻酔装置による人工呼吸を手術直後に引き続いて行う場合は，「閉鎖循環式全身麻酔の所定点数に含まれ別に算定できない。」とされているが，診断群分類区分は「人工呼吸あり」又は「なし」どちらを選択するのか。

（答）閉鎖循環式麻酔装置による人工呼吸を手術直後に引き続いて行う場合は，「なし」の診断群分類区分を選択する。

問 3-3-13 肺の悪性腫瘍（040040）において「カルボプラチン」と「パクリタキセル（アルブミン懸濁型）」を併用した場合には，「手術・処置等 2」において，どの分岐の区分を選択するのか。

（答）肺の悪性腫瘍（040040）の場合，「カルボプラチン」と「パクリタキセル（アルブミン懸濁型）」を併用した場合には「手術・処置等 2」欄中，「カルボプラチン＋パクリタキセルあり」を選択する。

問 3-3-14 区分番号「K740」直腸切除・切断術及び区分番号「K740-2」腹腔鏡下直腸切除・切断術を実施し人工肛門造設術を併せて実施した場合に算定する「人工肛門造設加算」について，当該加算を算定する術式及び人工肛門造設術を実施した場合，診断群分類における手術・処置等 1 の区分番号「K726」人工肛門造設術又は「K726-2」腹腔鏡下人工肛門造設術を実施したとして，手術・処置等 1「あり」を選択してよいか。

（答）そのとおり。その際はレセプトの診療関連情報欄に，区分番号「K726」人工肛門造設術又は区分番号「K726-2」腹腔鏡下人工肛門造設術」を記載すること。

【「その他（定義副傷病名等）」について】

問 3-4-1 「網膜剥離」については，「片眼」「両眼」に応じて診断群分類区分が分かれているが，いずれの診群分類区分に該当するかは，一手術で判断するのか，一入院で判断するのか。

（答）一入院で判断する。

問 3-4-2 「白内障，水晶体の疾患」について，一入院中において，片眼に白内障の手術を，もう一方の片眼に緑内障の手術を行った場合，重症度等は，「両眼」を選択するのか。

（答）「片眼」を選択する。

問 3-4-3 「網膜剥離」について，一入院中において，片眼に区分番号「K275」網膜復位術を実施し，もう一方の片眼に区分番号「K2761」網膜光凝固術（通常のもの）を実施した場合，重症度は「両眼」を選択するのか。

（答）「両眼」を選択する。診断群分類区分上 6 桁が同一の疾患について，定義テーブルに掲げられた同一対応コードに含まれる複数の手術（フラグ 97「その他の K コード」を除く。）を左眼，右眼それぞれに実施した場合は「両眼」を選択する。

問 3-4-4 他の医療機関において出生した場合も，出生時の体重により診断群分類区分を決定するのか。また，出生時の体重が不明である場合には診断群分類区分をどのように決定するのか。

（答）他の医療機関において出生した場合も，出生時の体重により診断群分類区分を決定する。また，出生時の体重が不明である場合には，最も重い体重が定められた診断群分類区分を適用し，診療報酬明細書は「出生時体重不明」と記載する。

問 3-4-5 定義副傷病の有無については，いわゆる疑い病名により「定義副傷病あり」と判断してよいか。

（答）確認される傷病が疑い病名に係るもののみである場合には，「定義副傷病なし」と判断する。

問 3-4-6 定義告示内の定義副傷病名欄に診断群分類区分上 6 桁の分類が記載されているが，その疾患の傷病名欄に記載された ICD10 コードに該当する場合に「定義副傷病あり」になるということか。

（答）そのとおり。

問 3-4-7 定義副傷病は治療の有無によって「あり」「なし」を判断するのか。

（答）医療資源の投入量に影響を与えているのであれば，治療の有無に係わらず「定義副傷病あり」と判断する。最終的には医学的な判断に基づくものとする。

4．診療報酬の算定について

問 4-1 4 月 1 日から新規に DPC 対象病院となる場合，4 月 1 日以前から入院している患者については，4 月 1 日から 5 月 31 日までの 2 か月間は医科点数表により算定し，6 月 1 日より包括評価の算定となるのか。

（答）そのとおり。なお，入院期間の起算日は入院日とする。

問 4-2 外泊した日数は包括評価に係る入院期間に算入するのか。

（答）そのとおり。

問 4-3 入院日Ⅲを超えた日以降に，医科点数表に基づき算定する場合，入院基本料はどの入院料を算定すればよいのか。

（答）医療機関が当該病棟について届出を行っている入院基本料を算定する。

問 4-4 DPC 算定の対象となる病床から区分番号「A308-3」地域包括ケア入院医療管理料を算定する病室に転室した場合は，どのように算定するのか。

（答）転室前に算定していた診断群分類区分によって，当該診断群分類区分における入院日Ⅲまでの期間は診断群分類点数表により算定すること。（この期間は，地域包括ケア入院医療管理料は算定できない。）また，入院日Ⅲを超えた日以降は，地域包括ケア入院医療管理料を算定すること。

問 4-5 DPC 算定の対象となる病床から区分番号「A308-3」地域包括ケア病棟入院料を算定する病棟に転棟した場合は，どのように算定するのか。

（答）転棟前に算定していた診断群分類区分によって，当該診断群分類区分における入院日Ⅱまでの期間は診断群分類点数表により算定すること。（この期間は，地域包括ケア病棟入院料は算定できない。）また，入院日Ⅱを超えた日以降は，地域包括ケア病棟入院料を算定すること。

問 4-6 4 月 1 日から新規に DPC 対象病院となる場合，改定前の 4 月 1 日以前から入院している患者が 4 月以降に退院（入院 A）し，その後同一傷病により 7 日以内に再入院した場合（入院 B），入院 A および入院 B はどのように算定するのか。

（答）入院 A については医科点数表により算定する。また，入院 B については，診断群分類点数表によって算定することとし，起算日は当該再入院した日とする。

5．医療機関別係数について

問 5-1 医療機関別係数は次の診療報酬改定時まで変更されないのか。

（答）医療機関別係数のうち，機能評価係数Ⅰは施設基準の届出の変更に伴い変更される。また，機能評価係

数Ⅱは毎年度（4月1日）に実績を踏まえ変更される。

問 5-2 検体検査管理加算の届出を複数行っている場合（例：ⅠとⅣ），医療機関別係数は両方の機能評価係数Ⅰを合算して計算するのか。

（**答**）両方の機能評価係数Ⅰを合算することはできない。どちらか一方を医療機関別係数に合算すること。

問 5-3 検体検査管理加算に係る機能評価係数Ⅰは検体検査を実施していない月も医療機関別係数に合算することができるか。

（**答**）検体検査管理加算に係る機能評価係数Ⅰは，その体制を評価するものであり，検体検査の実施の有無にかかわらず，医療機関別係数に合算することができる。

問 5-4 機能評価係数Ⅰに関連した施設基準を新たに取得した場合，医科点数表に基づく地方厚生局等への届出の他に，何か特別な届出が必要か。

（**答**）医科点数表に基づく届出のみでよい。なお，機能評価係数Ⅰ（臨床研修病院入院診療加算及びデータ提出加算に係るものは除く。）は算定できることとなった月から医療機関別係数に合算すること。

問 5-5 入院基本料等加算を算定することができない病棟（床）にDPC対象患者が入院している場合，当該入院基本料等加算に係る機能評価係数Ⅰを医療機関別係数に合算することができるか。（例：DPC対象患者が特定入院料を算定する病棟に入院している場合の急性期看護補助体制加算に係る機能評価係数Ⅰ）

（**答**）機能評価係数Ⅰは人員配置等の医療機関の体制を評価する係数であるため，医療機関が施設基準を満たす等により，算定することができるのであれば，全てのDPC対象患者に係る診療報酬請求の際に医療機関別係数に合算することができる。

問 5-6 「A204-2」臨床研修病院入院診療加算について「実際に臨床研修を実施している月に限り加算できる」とあるが，臨床研修を実施している月と実施していない月で係数が異なることになるのか。

（**答**）そのとおり。

問 5-7 区分番号「A244」病棟薬剤業務実施加算（1病棟薬剤業務実施加算1）を入院日Ⅲを超えて医科点数表に基づき算定することはできるのか。

（**答**）区分番号「A244」病棟薬剤業務実施加算（1病棟薬剤業務実施加算1）のように，機能評価係数Ⅰで評価される項目のうち，医科点数表において週1回または月1回算定できるとされているものについては，入院日Ⅲを超えた場合，医科点数表に基づき算定することが出来る。ただし，入院日Ⅲを超えた日の前日の属する週または月は算定することができない。なお，「週」，「月」とは，それぞれ日曜日から土曜日までの1週間，月の初日から月の末日までの1か月をいう。

問 5-8 第2部入院料等の通則8に掲げる栄養管理体制に係る減算に該当する場合，入院日Ⅲまでの期間は当該機能評価係数Ⅰを合算して包括算定するが，入院日Ⅲを超えた日以降は医科点数表に基づき1日につき40点を減じて算定するのか。

（**答**）そのとおり。

問 5-9 区分番号「A245」データ提出加算の算定日が入院中1回（原則として退院時）から，入院初日に変更となったが，DPC対象病院において，DPC算定病棟（包括評価の対象）に入院している患者はデータ提出加算1又は2を算定することができるか。

（**答**）機能評価係数Ⅰで評価されているため算定することができない。

問 5-10 ①DPC算定病棟（包括評価の対象）→②DPC算定病棟以外の病棟→③DPC算定病棟（包括評価の対象外）と転棟した事例について，データ提出加算1又は2を算定することはできるのか。また，②DPC算定病棟以外の病棟に入院している期間中に今回の診療報酬改定を経た場合，③DPC算定病棟（包括評価の対象外）においてデータ提出加算1又は2を算定することはできるのか。

（**答**）いずれの場合も，①DPC算定病床（包括評価の対象）において機能評価係数Ⅰで既に評価されているため，算定することができない。

問 5-11 ①DPC算定病棟（包括評価の対象）→②DPC算定病棟以外の病棟に転棟した事例について，データ提出加算3又は4はどのように算定するか。また，②DPC算定病棟以外の病棟に入院している期間中に今回の診療報酬改定を経た場合，データ提出加算3又は4はどのように算定するか。

（**答**）いずれの場合も，②の病棟がデータ提出加算3又は4の算定対象病棟の場合のみ，令和2年4月1日以降，転棟した日から起算して90日を超えるごとにデータ提出加算3又は4を算定する。

6. 診断群分類点数表等により算定される診療報酬について

問 6-1 診断群分類点数表による算定を行った患者が退院し，退院した月と同じ月に外来において月1回のみ算定することとなっている点数（診断群分類点数表により包括される点数に限る。）を別に算定することができるのか。（例：検体検査判断料等）

（答）算定することができない。

問 6-2 外来で月1回のみ算定することとなっている点数（診断群分類点数表により包括される点数に限る。）を算定した後，同じ月に入院となり診断群分類点数表による算定を行った場合に，入院前に実施した月1回のみ算定することとなっている点数（診断群分類点数表により包括される点数に限る。）について算定することができるのか。（例：検体検査判断料等）

（答）算定することができる。

問 6-3 外来受診した後，直ちに入院した患者について初・再診料を算定することができるか。また，この場合，外来受診時に実施した検査・画像診断に係る費用を別に医科点数表に基づき算定することができるか。

（答）初診料を算定することはできるが，再診料又は外来診療料（時間外加算等を除く。）については算定することはできない。また，検査・画像診断に係る費用は包括評価の範囲に含まれており，別に医科点数表に基づき算定することはできない。

問 6-4 医科点数表の「在宅医療」に定める「薬剤料」は，包括評価の範囲に含まれるのか。

（答）「在宅医療」は包括評価の範囲に含まれていないため，「在宅医療」に定める「薬剤料」は別に医科点数表に基づき算定することができる。

問 6-5 医科点数表の「検査（内視鏡検査）」の通則1に定める超音波内視鏡検査を実施した場合の加算点数は，別に医科点数表に基づき算定することができるか。

（答）算定することができる。

問 6-6 医科点数表の「検査（内視鏡検査）」の通則3に定める当該保険医療機関以外の医療機関で撮影した内視鏡写真について診断を行った場に算定することとされている点数は，別に医科点数表に基づき算定することができるか。

（答）算定することができる。

問 6-7 コロンブラッシュ法については，区分番号「D311」直腸鏡検査の所定点数に，沈渣塗抹染色による細胞診断の場合は区分番号「N004」細胞診の所定点数を，また，包埋し組織切片標本を作製し検鏡する場合は区分番号「N001」電子顕微鏡病理組織標本作製の所定点数を合算した点数を算定するが，合算した点数を別に医科点数表に基づき算定することができるか。

（答）合算した点数を算定することができる。

問 6-8 医科点数表の「検査（内視鏡検査）」については，写真診断を行った場合は使用フィルム代を10円で除して得た点数を加算して算定するが，本加算点数を別に医科点数表に基づき算定することができるか。

（答）算定することができない。

問 6-9 心臓カテーテル法による諸検査，内視鏡検査等の検査の実施に伴う薬剤料，特定保険医療材料料は，包括評価の範囲に含まれるか。また，新生児加算等の加算は算定することができるのか。

（答）そのとおり。また，新生児加算等の加算は算定することができる。

問 6-10 月の前半が包括評価，月の後半が医科点数表に基づく評価（又は外来）の場合で，月の前半と後半に1回ずつ区分番号「D208」心電図検査を実施した場合，心電図検査の費用は全額算定してよいか。また，その他の生体検査やCT，MRI等についても同様の取扱いとしてよいか。

（答）いずれも当該検査等の実施回数に応じて減算の上，算定することとなる。

問 6-11 区分番号「D206」心臓カテーテル法による諸検査の注8に定められたフィルムの費用は，医科点数表に基づき算定することができるか。

（答）算定することができない。

問 6-12 包括評価の対象患者について，手術中に行った超音波検査や造影検査は医科点数表により算定することができるか。

（答）算定することができない。

問 6-13 包括評価の範囲に含まれない検査又は処置等において，医科点数表の注書きで定められている加算点数については，別に医科点数表に基づき算定することはできるか。

（答）フィルム代，薬剤料等に係る加算を除き，算定することができる。

問 6-14 経皮経肝胆管造影における区分番号「E003」造影剤注入手技は，区分番号「D314」腹腔鏡検査に準じて算定することとされているが，医科点数表に基づき別に算定することができるか。

（答）算定することができない。

問 6-15 入院を必要とする侵襲的処置を含む画像診断に係る費用は，別に医科点数表に基づき算定することができるか。

（答）「画像診断」は包括評価の範囲に含まれており，別に医科点数表に基づき算定することはできない。

問 6-16 核医学検査（核医学診断）に伴い使用する放射性医薬品についても包括評価の範囲に含まれるか。

（答）そのとおり。包括評価の範囲に含まれる。

問 6-17 第 9 部処置の通則に規定された休日加算，時間外加算及び深夜加算は，当該処置の開始時間が入院手続きの後であっても算定できることとされているが，包括評価の範囲に含まれない処置料について，本加算を医科点数表に基づき別に算定することができるか。

（答）算定することができる。

問 6-18 包括評価の範囲に含まれない処置料については，人工腎臓の導入期加算等などの処置料に係る加算点数を算定することができるか。

（答）算定することができる。

問 6-19 医科点数表に基づき算定するギプスの項目について，100 分の 20 等の例により，ギプスシャーレ，ギプスシーネ，ギプス除去料，ギプス修理料等を算定した場合も医科点数表に基づき算定することができるのか。

（答）ギプスの項目の基本点数が 1,000 点以上であっても，ギプスシャーレ，ギプスシーネ，ギプス除去料，ギプス修理料等を 100 分の 20 等の例により算定した結果，1,000 点未満の処置に該当する場合，包括範囲に含まれ，算定することができない。

問 6-20 診断群分類区分が手術の有無により区別されていない傷病については，「手術料」は別に医科点数表に基づき算定することができないのか。

（答）診断群分類区分の内容にかかわらず，「手術料」は別に医科点数表に基づき算定することができる。

問 6-21 「輸血料」は包括評価の範囲に含まれないのか。また，輸血に伴って使用する薬剤及び輸血用血液フィルターは別に医科点数表に基づき算定することができるのか。

（答）「輸血料」は包括評価の範囲に含まれない。また，輸血に係る薬剤及び特定保険医療材料のうち，「手術」の部において評価されるものについては，別に医科点数表により算定することができる。

問 6-22 包括評価の範囲に含まれない手術や麻酔に伴う薬剤・特定保険医療材料はどの範囲か。

（答）医科点数表に定める手術又は麻酔の部により算定される薬剤・特定保険医療材料である。

問 6-23 区分番号「L008」マスク又は気管内挿管による閉鎖循環式全身麻酔を実施した場合，注 7 に掲げる加算は算定できるのか。

（答）算定することができる。

問 6-24 区分番号「L100」及び「L101」神経ブロックは別に医科点数表に基づき算定するのか。また，神経ブロックを実施した際に使用する薬剤も医科点数表に基づき算定するのか。

（答）そのとおり。

問 6-25 出来高算定可能な抗 HIV 薬には，「後天性免疫不全症候群（エイズ）患者におけるサイトメガロウイルス網膜炎」に対する治療薬も含まれるのか。

（答）含まれない。

問 6-26 手術に伴い，術前・術後に用いた薬剤（例：腹部外科手術の前処理として用いた経口腸管洗浄剤，術後の疼痛緩和に用いた非ステロイド性鎮痛薬等）は，手術に係る費用として別途算定することが可能か。

（答）手術に係る費用として別途算定可能な薬剤は，当該手術の術中に用いたものに限られ，それ以外の薬剤については別途算定できない。

問 6-27 グランツマン血小板無力症患者（GPⅡb-Ⅲa 及び/又は HLA に対する抗体を保有し，血小板輸血不応状態が過去又は現在見られるもの）に使用する「血液凝固第Ⅶ因子製剤（エプタコグアルファ（活性型）（遺伝子組換え））」は出来高で算定することができるのか。

（答）算定できる。

7. 特定入院料の取扱いについて

問 7-1 1 日当たりの加算により評価される特定入院料に係る施設基準の取扱いはどうすればよいのか。

（答）従来どおり，医科点数表，基本診療料の施設基準等に基づき，所定の手続を行う。

問 7-2 区分番号「A301」特定集中治療室管理料を 14 日算定していた患者が引き続き区分番号「A301」ハイケアユニット入院医療管理料を算定する病床に転床した場合，21 日目まで 15 日以上 21 日以内の期間の点数を算定するのか。

（答）そのとおり。

問 7-3 一度目の入院時に区分番号「A300」救命救急入院料を限度日数に満たない日数分算定し，診断群分類区分上 2 桁が同一である傷病名で 7 日以内に再入院した場合で「救命救急入院料」算定可能病室に入室した際，限度日数までの区分番号「A300」救命救急入院料は算定可能となるのか。

（答）1 回の入院期間とみなし，算定することができない。特定入院料の算定可否については医科点数表における取扱いと同様である。

問 7-4 診断群分類区分上 2 桁が同一である傷病名で 7 日以内に再入院した場合は，退院期間中の日数は入院期間として算入しないが，区分番号「A307」小児入院医療管理料を継続して算定している場合，退院期間中の日数は区分番号「A307」小児入院医療管理料に係る期間として算入しないのか。

（答）そのとおり。

問 7-5 包括評価の対象患者について特定入院料に係る加算を算定している期間においては，その期間中に実施した心臓カテーテル法による諸検査，内視鏡検査，診断穿刺・検体採取料又は包括評価の範囲に含まれていない入院基本料等加算を算定することができるか。

（答）心臓カテーテル法による諸検査，内視鏡検査及び診断穿刺・検体採取料については，診断群分類点数表による包括評価の範囲に含まれていないため算定することができる。なお，包括評価の範囲に含まれていない入院基本料等加算については，特定入院料に係る加算の種類により算定できる範囲が異なるため注意すること。

8. 入院日Ⅲを超えて化学療法が実施された場合の取扱いについて

問 8-1 悪性腫瘍患者に対して入院日Ⅲを超えて化学療法が実施された場合，化学療法と同日に使用された抗悪性腫瘍剤以外の薬剤に係る薬剤料（制吐剤等）は算定することができるのか。

（答）算定することができる。ただし，特定の薬剤名で分岐されている診断群分類区分に該当する場合には，当該薬剤と同時に併用される薬剤（併用療法を行うことが添付文書等により医学的に明らかなものに限る。）に係る薬剤料については算定することができない。また，生理食塩水等溶剤として使用される薬剤に係る薬剤料も算定することができない。

問 8-2 入院日Ⅲを超えるまでの間に化学療法が実施された悪性腫瘍患者について，入院日Ⅲを超えて投与された抗悪性腫瘍剤に係る薬剤料は算定することができないのか。

（答）算定することができる。

問 8-3 悪性腫瘍患者に対して入院日Ⅲを超えて化学療法が実施された場合であって，手術・処置等 2 の分岐が「2 放射線療法」「3 化学療法ありかつ放射線療法なし」となっている DPC コードについて，化学療法と放射線療法を実施したため，分岐 2 を選択した場合は，抗悪性腫瘍剤に係る薬剤料は算定することができるのか。

（答）算定することができる。

問 8-4 悪性腫瘍患者等以外の患者について，例えば区分番号「D206」心臓カテーテル法による諸検査ありを手術・処置等 1 の分岐で選択している場合であって，当該検査を入院日Ⅲを超えて実施した場合は，区分番号「D206」心臓カテーテル法による諸検査に係る特定保険医療材料等の費用は算定することができるのか。

（答）算定することができる。

9. 同一傷病での再入院の取扱いについて

問 9-1 包括評価の対象患者が退院日同日に同一保険医療機関に再入院し，当該再入院に係る「医療資源を最も投入した傷病」が前回入院時と異なる場合，どのように取り扱うのか。

（答）例えば，胃がんにより入院していた患者であって包括評価の対象であった患者が，退院した日に事故に遭い再入院をする場合など，退院時に予期できなかった状態や疾患が発生したことによるやむを得ない場合の再入院については，新規の入院として取り扱い，当該再入院を入院期間の算定の起算日とする。ただし当該再

入院について，再入院日の所定診断群分類点表により包括される点数は算定できないものとする。

問9-2 「一連」の入院とみなす7日以内の再入院は，「診断群分類区分の上2桁が同一の場合」とされているが，再入院時の入院期間における「医療資源を最も投入した傷病名」が決定した後に「一連」か否かを判断することになるのか。

（答）以下のような7日以内の再入院については「一連」とみなす。①再入院時の「入院の契機となった傷病名」から決定される診断群分類区分上2桁と前回入院の「医療資源を最も投入した傷病名」から決定される診断群分類区分上2桁が一致する場合②再入院時と前回入院の「医療資源を最も投入した傷病名」から決定される診断群分類区分上6桁が一致する場合

問9-3 再入院の際の「入院の契機となった傷病名」に定義テーブルにおいて診断群分類ごとに定める「医療資源を最も投入した傷病名」欄に掲げるICDコード以外のICDコード，または診断群分類180040に定義されたICDコードを選択した場合，7日以内の再入院では，ICD1コードが異なっていても「一連」とみなすのか。

（答）そのとおり。

問9-4 一度目の入院期間中に，入院日Ⅲを超えて退院した後，診断群分類区分上2桁が同一である傷病名で7日以内に再入院した場合，どのように算定すれば良いか。

（答）一連の入院とみなし，傷病名・処置等を勘案し退院時に一の診断群分類区分を決定し算定する。

問9-5 DPC対象病院から特別の関係であるDPC対象病院に診断群分類区分上2桁が同一の傷病で転院した場合又は7日以内に再入院した場合は「一連」の入院とみなすのか。

（答）そのとおり。なお，この場合は，診療報酬明細書の出来高欄に「特別」と記載すること。また，診療報酬明細書の今回入院日欄に「一連」の入院とみなした入院年月日を記載し，摘要欄に「特別」と記載すること。

問9-6 一度目のDPC算定対象となる病棟に入院していた期間中に入院日Ⅲを超えた後，DPC算定対象とならない病棟へ転棟後，診断群分類区分上2桁が同一である傷病名で7日以内に再度DPC算定対象となる病棟に転棟した場合，どのように算定するのか。

（答）一連の入院とみなし，傷病名・処置等を勘案し退院時に一の診断群分類区分を決定し算定する。

問9-7 一般病棟において包括評価により算定している途中で精神病棟等へ転棟し，その後，一般病棟へ転棟して再度包括評価により算定する場合には，入院期間の起算日は入院日とするのか。

（答）DPC算定病棟以外の病棟からDPC算定病棟へ転棟した日を起算日とする。ただし，診断群分類区分上2桁が同一である傷病で転棟日から起算して7日以内にDPC算定病棟へ再転棟した場合には，前回入院日を起算日とし，一入院とする。

問9-8 同一傷病に該当するか否かは，前回入院の「医療資源を最も投入した傷病名」と再入院の「入院の契機となった傷病名」の診断群分類区分上2桁が同一であるかによって判断することとされているが，次の事例も一連とみなすのか。（例）半月板損傷（160620）にて入退院後，7日以内に上腕骨骨折（160730）にて入院

（答）そのとおり。

問9-9 7日以内の再入院であって，前回の入院と今回の入院の「医療資源を最も投入した傷病名」がそれぞれ，030011唾液腺の悪性腫瘍，030012上咽頭の悪性腫瘍のように，診断群分類の上6桁が03001xとして同一となる場合は，同一として一連の入院として取り扱うか。

（答）一連の入院として取り扱う。

10. 退院時処方の取扱いについて

問10-1 退院時処方は，「退院後に在宅において使用するために薬剤を退院時に処方すること」とあるが，転院先で使用するために薬剤を処方する場合も退院時処方として医科点数表に基づき算定することができるのか。

（答）算定することができない。

問10-2 診断群分類区分上2桁が同一の傷病で退院日の翌日から起算して7日以内に再入院した場合は，前回入院の退院時処方を算定することができるか。

（答）退院中に使用した分に限り算定することができる。ただし，退院日当日に診断群分類区分上2桁が同一の傷病で再入院した場合は算定することができない。

問10-3 入院中に処方した薬剤に残薬が生じた場合，在宅でも使用可能なものについては退院時処方として医科点数表に基づき別に算定することができるか。

（答）残薬に相当する処方を中止した後に，改めて退院時処方として処方することで算定することができる。

問10-4 退院の予定が決まっている患者に対して，退院日の前日もしくは前々日に在宅で使用する薬剤を処方した場合，退院時処方として算定することができるか。

（答）土曜日・日曜日の退院で，退院日当日に薬剤部門の職員が休みであるなど正当な事情が認められる場合には算定することができる。ただし，予定していた退院が取りやめになった時には退院時処方の算定は取り下げること。

問10-5 「フォルテオ皮下注キット600μg」について，入院中に薬剤料を算定する場合は，フォルテオ皮下注キット600μgの薬価を28（日分）で除したものを1日分（1回分）の薬剤料として算定することとされているが，入院中に処方したフォルテオ皮下注キット600μgについて，入院中に使用しなかった分については，それに相当する日数分を退院時に処方したものとすることは可能か。

（答）入院中に処方したフォルテオ皮下注キット600μgについて，入院中に使用しなかった分については，引き続き在宅で使用する分に限り，退院時に処方したものとして差し支えない。

問10-6 問10-5で入院中に処方したフォルテオ皮下注キット600μgについて，入院中に使用しなかった分については，引き続き在宅で使用する分に限り，それに相当する日数分を退院時に処方したものとして差し支えないとされているが，インスリン製剤や点眼薬等についても，同様の取扱いとなるのか。

（答）当該取扱いは薬価を使用可能日数（回数）で除したものを1日分（1回分）の薬剤料として算定することとされている薬剤に限る。

問10-7 介護老人福祉施設に退院する場合，退院時処方の薬剤料は別に算定することができるのか。

（答）算定することができる。

11. 対診・他医療機関受診の取扱いについて

問11-1 DPC算定病棟に入院しているが，医科点数表により算定している患者が他医療機関を受診した場合，どのような取扱いとなるのか。

（答）DPC算定病棟に入院している患者が，他の保険医療機関を受診し診療が実施された場合における診療の費用（対診が実施された場合の初・再診料及び往診料は除く。）は，当該保険医療機関の保険医が実施した診療の費用と同様に取り扱い，当該医療機関において算定する。なお，この場合の医療機関間での診療報酬の分配は相互の合議に委ねるものとする。DPC算定病棟に入院している患者については，算定方法にかかわらず（診断群分類点数表・医科点数表のいずれで算定していても）同じ取扱いである。また，DPC算定病棟内にある病室単位で算定する特定入院料を算定する病床（例：地域包括ケア入院医療管理料）に入院している患者についても同じ取扱いである。

問11-2 DPC算定病棟に入院中の患者が他の保険医療機関を受診した場合，他の保険医療機関で行われDPCの包括対象外となる診療行為については，入院中の保険医療機関で別に医科点数表に基づき算定することができるのか。

（答）算定することができる。ただし，この場合，診断群分類区分の選定については他の保険医療機関で行われた診療行為を含めて決定すること。また当該診療行為に係る費用の分配については，医療機関間の合議に委ねるものとする。

問11-3 DPC算定病棟に入院中の患者が他の保険医療機関を受診した場合，他の保険医療機関で行われたDPCの包括範囲内の診療行為については，入院中の保険医療機関で別に医科点数表に基づき算定することができるのか。

（答）算定することができない。ただし，この場合，診断群分類区分の選定については，他の保険医療機関で行われた診療行為を含めて決定すること。また，当該診療行為に係る費用については，医療機関間の合議に委ねるものとする。

問11-4 DPC算定病棟に入院中の患者が，他の保険医療機関に依頼して検査・画像診断（PET・MRI等）のみを行った場合の診療報酬については，他の保険医療機関では算定できず，合議の上で精算することとしているがよいか。

（答）よい。

問11-5 DPC算定病棟に入院中の患者が他の保険医療機関を受診した場合，入院中の保険医療機関において施設基準の届出を行っていないが，他の保険医療機関で施設基準の届出を行っている診療行為は入院中の保険医療機関で別に医科点数表に基づき算定することができるのか。

（答）算定することができる。また，この場合，診断群分類区分の選定については，他の保険医療機関で行わ

れた診療行為を含めて決定すること。また，当該診療行為に係る費用の分配については，医療機関間の合議に委ねるものとする。

問 11-6 DPC 算定病棟に入院中の患者が他の保険医療機関を受診した場合，外来でしか算定できない診療行為について入院中の保険医療機関で別に医科点数表に基づき算定することができるのか。

（答）算定することができない。

問 11-7 DPC 算定病棟に入院中の患者が他医療機関を受診し先進医療を受けた場合について，入院中の保険医療機関で請求し合議の上で精算することになるのか。

（答）他医療機関で実施した診療行為に係る費用のうち，保険給付の対象となるものは合議にて精算するが，保険外の費用は合議の対象とはならない。なお，先進医療を受けた患者については包括評価の対象外となるため注意すること。

問 11-8 DPC 算定病棟に入院中の患者に対診を実施した場合，入院中の保険医療機関において施設基準の届出を行っていないが，他の保険医療機関で施設基準の届出を行っている診療行為は入院中の保険医療機関で別に医科点数表に基づき算定することができるのか。

（答）算定することができない。

問 11-9 DPC 算定病棟に入院中の患者に対し他医療機関での診療が必要となり，当該入院中の患者が他医療機関を受診した場合（当該入院医療機関にて診療を行うことができない専門的な診療が必要となった場合等のやむを得ない場合に限る。）の他医療機関において実施された診療に係る費用は，入院医療機関において請求し，この場合の医療機関間での診療報酬の分配は，相互の合議に委ねるものとされているが，当該分配により他医療機関が得た収入には消費税は課税されるか。

（答）健康保険法等の規定に基づく療養の給付等は，消費税が非課税となる（消費税法第6条）。質問のケースの場合，他医療機関が行う診療にあっては，社会保険診療であるから，当該療養の給付に係る診療報酬は入院医療機関との合議で受け取ったものについても非課税となる。（当該合議により得る収入については，診療報酬に照らして妥当であればよく，必ずしも他医療機関が行った診療に係る診療報酬と同額である必要はない。）

12. データ提出加算について

問 12-1「DPC 導入の影響評価に係る調査」の提出について，提出方法不備，提出期限超過・未到着及び媒体内容不備等があった場合でも区分番号「A245」データ提出加算を算定することができるのか。

（答）「DPC 導入の影響評価に係る調査」の提出（データの再照会に係る提出も含む。）で提出方法不備，提出期限超過，未到着及び媒体内容不備等があった場合は，データ提出月の翌々月の1か月分については区分番号「A245」データ提出加算は算定できない。

問 12-2 データ提出に遅延等が認められたため，1か月区分番号「A245」データ提出加算を算定できなくなった場合，当該1か月の診療分はどのように算定するのか。

（答）包括評価対象分については，当該月診療分の区分番号「A245」データ提出加算に係る機能評価係数Ⅰを医療機関別係数に合算せずに算定すること。また，包括評価対象外の患者については，当該月の診療分において，医科点数表に基づき，区分番号「A245」データ提出加算を算定することができない。

13. 診療報酬の調整等について

問 13-1 退院時に診断群分類区分が確定した時に，差額を調整する必要が生じた場合の一部負担金はどのように算定するのか。

（答）差額の調整に係る点数は退院月の請求点数と合算するため，その合算点数を基礎として一部負担金を算定する。

問 13-2 包括評価の対象患者に関する高額療養費の額はどのように算定するのか。

（答）高額療養費の額は，従来どおり，各月の請求点数に応じて算定する。

問 13-3 診断群分類区分の変更に伴う差額を調整する場合は，請求済みの診療報酬明細書の返戻，高額療養費の再計算等は必要か。

（答）診断群分類点数表のみで算定する場合は，診断群分類点数表による請求額も月毎に確定するため，請求済みの診療報酬明細書の返戻，高額療養費の再計算等は必要ない。

問 13-4 切迫早産で入院し診断群分類点数表により算定した後，自費で分娩を行った患者が，分娩後に引き続

き，分娩の合併症により診断群分類点数表により算定することとなった場合において，診断群分類点数表による算定の起算日は，分娩後の合併症により医療保険の適用となった日となるのか。

（答）そのとおり。

問13-5 入院の途中で先進医療や治験等の評価療養の対象となった場合，包括評価の対象外となる時期はいつか。また，その後先進医療や治験等を終了した場合は再び包括評価の対象となるのか。

（答）診療報酬の請求方法は，患者の退院時に決定された請求方法をもって一の入院期間において統一するため，当該入院すべてを医科点数表に基づき再請求をする。

問13-6 臓器移植や治験等の実施を予定して入院し，前月は医科点数表により請求していたが，患者の容態の急変等により実施しないことが決定された場合には，どのように算定するのか。

（答）診療報酬の請求方法は，患者の退院時に決定された請求方法をもって一の入院期間において統一するため，退院時に診断群分類区分に該当する場合には，前月分を当該診断群分類区分により再請求する。

問13-7 入院中に新たに高額薬剤として告示された薬剤を，当該入院中に投与する場合，どの時点から包括評価の対象外となるのか。

（答）診療報酬の請求方法は，患者の退院時に決定された請求方法をもって一つの入院期間において統一するため，投与時点で高額薬剤として告示されている場合は入院期間すべてを医科点数表に基づき算定をする。

問13-8 入院日Ⅲを超えて包括評価の算定対象病棟に入院している患者が再び診断群分類区分に該当すると判断された場合は，再度包括評価の対象となるのか。

（答）診療報酬の請求方法は，患者の退院時に決定された請求方法をもって一の入院期間において統一するため，再度包括評価の対象となる。

問13-9 診療報酬の請求方法は，患者の退院時に決定された請求方法をもって一の入院期間において統一することとされているが，退院時に決定された診断群分類区分において，入院日Ⅲを超えて医科点数表による算定を行っている場合はどのように請求するのか。

（答）入院日Ⅲを超えて医科点数表に基づき算定する場合は，診断群分類点数表に基づく算定の一部であり統一された請求方法とみなされる。

問13-10 診断群分類区分の決定が請求時から患者の退院時に変更となったが，月をまたいで入院する場合は，各月の請求時に一旦，診断群分類区分の決定を行い請求することでよいか。

（答）そのとおり。なお，手術等が行われていない場合であっても，予定がある場合には手術あり等の診断群分類区分を選択し請求しても差し支えないが，退院時までに予定された手術が行われなかった結果，退院時に決定された請求方法が異なる場合は，請求済みのレセプトを取り下げた上で手術なしの分岐により再請求をする。

14. 令和２年度改定に係る経過措置について

問14-1 改定前は高額薬剤として告示されていた薬剤が，改定後そうではなくなり，かつ，「手術・処置等2」に分岐がない場合，当該薬剤を使用した場合の診断群分類区分についてはどのように決定するのか。

（答）当該薬剤は改定において包括評価に移行している（高額薬剤として告示されていない。）ことから，診断群分類区分をツリー図上の分岐の区分に従い決定する。改定後も引き続き告示がされている薬剤のみを高額薬剤として取り扱うことになる。

問14-2 改定を挟んで７日以内の再入院があった場合の入院日の取扱いはどのようになるのか。

（答）診断群分類点数表が改正されるため，入院日の起算日は再入院した日とする。

問14-3 改定で新たに追加された分岐に係る処置や薬剤の投薬を３月中に実施した場合で４月に診断群分類区分を決定する場合，新たに追加された分岐を選択することができるのか。

（答）選択することができる。

問14-4 改定前後で診断群分類区分の入院日Ⅲが変化する以下の事例について，４月分の請求は診断群分類点数表と医科点数表のいずれに基づき算定することになるのか。（例１）２月16日に入院し，改定前は入院日Ⅲが60日で改定後は入院日Ⅲが30日となっている診断群分類区分が適用される患者の４月分の請求。（例２）２月16日に入院し，改定前は入院日Ⅲが30日で改定後は入院日Ⅲが60日となっている診断群分類区分が適用される患者の４月分の請求。

（答）例１の場合は医科点数表に基づき算定し，例２の場合は診断群分類点数表に基づき算定する。

問14-5 改定を挟んで診断群分類区分の変更があった場合，改定後の診断群分類区分は４月１日から適用となる

が，改定前の診断群分類区分による差額調整は3月31日で終了しているため，4月1日以降の診療報酬から
が調整の対象となるのか。

（答）そのとおり。

15. 診療報酬明細書関連について

問 15-1 入院中毎月薬物血中濃度を測定した場合，「特定薬剤治療管理料の初回算定日」を診療報酬明細書に記
載する必要はあるか。また，退院した翌月の外来において測定した場合も同様の記載をする必要があるか。

（答）医科点数表に従い，記載する必要がある。

問 15-2 診療報酬明細書の「副傷病名」欄には，該当する定義告示上の定義副傷病名を副傷病名と読み替えて記
載するのか。

（答）そのとおり。

問 15-3 該当する定義告示上の定義副傷病名が複数存在する患者については，診療報酬明細書の「副傷病名」欄
には主治医が判断した定義副傷病名を記載するのか。

（答）そのとおり。

問 15-4 傷病名ごとに診療開始日を診療報酬明細書に記載する必要はあるか。

（答）記載する必要はない。

問 15-5 診断群分類区分の決定に影響を与えなかった併存疾患等についても「傷病情報」欄に記入し，ICD10
コードを記入するのか。

（答）そのとおり。

問 15-6 入院中に処置を複数回実施した場合は，処置の実施日をどのように記載するのか。

（答）初回の実施日を記載する。

問 15-7 分娩のために入院中の患者が合併症等に罹患して保険給付が開始され包括評価の対象となる場合，診療
報酬明細書の「今回入院年月日」欄には保険給付が開始された日を記入するのか。また，「今回退院年月日」
には保険給付が終了した日を記入するのか。

（答）そのとおり。

問 15-8 審査支払機関による特別審査の対象となる診療報酬明細書はどのようなものが対象となるのか。特に，
医療機関別係数の取扱いはどうなるのか。

（答）DPCの診療報酬明細書のうち，請求点数が38万点以上のものが対象となる。このため，医療機関別係
数についても別段の取扱いはされない。

問 15-9 入院期間中に患者の加入している医療保険等が変更された場合はどのように請求するのか。

（答）保険者毎に診療報酬明細書を作成して請求する。変更前及び変更後の診療報酬明細書に医療保険等が変
更された旨を記載するとともに，変更後の診療報酬明細書に変更前の診療報酬明細書の患者基礎情報及び包括
評価部分の記載内容を記載する。なお，診断群分類区分の変更があった場合であっても，退院月に退院日の点
数により調整される額を請求するため，従前の保険者への請求額は変更されない。

問 15-10 診療報酬改定をまたいで入院している場合，3月診療分DPCレセプトの「今回退院年月日」及び「転
帰」欄はどう記載するのか。

（答）改定前の診断群分類区分による差額調整は3月31日で実施するが，入院しているため「今回退院年月日」
及び「転帰」欄は空白（記載不要）とする。

問 15-11 令和2年3月以前から継続して入院している患者で，3月に分岐に係る手術等を行った場合，4月診療
分レセプトの「診療関連情報」欄の手術等は，どのように記載するのか。

（答）3月に実施した手術等について，4月診療分のレセプトには改定後の点数名称・Kコードによって記載す
る。なお，3月診療分のレセプトには改定前の点数名称・Kコードによって記載する。

問 15-12 区分番号「K921」造血幹細胞採取を行うにあたり，造血幹細胞の末梢血中への動員のためにGCSF製
剤やプレリキサホルヲ投与するが，区分番号「K921」造血幹細胞採取を算定する日以外の日に投与したこれ
らの薬剤料について，DPCレセプトにおいて手術の部で出来高で算定することができるか。

（答）本件は，区分番号「K921」造血幹細胞採取の注2の加算に該当するため，造血幹細胞採取にあたって当
該薬剤を使用した場合についても，区分番号「K921」造血幹細胞採取を算定する日に区分番号「K921」造血
幹細胞採取の所定の点数に当該薬剤の点数を加算する

索　引

〔執筆者および分担〕（執筆順）

秋山貴志（あきやまたかし）　社会医療法人社団三思会　東名厚木病院
　　　　　　　　　　　　　診療情報管理室（第1章）

林田朋子（はやしだともこ）　社会医療法人社団三思会　とうめい厚木クリニック
　　　　　　　　　　　　　医事課（第2章）

宮本晃太（みやもとこうた）　筑波研究学園専門学校　医療情報学科（第3章）

新 医療秘書実務シリーズ　6
DPC の実際

2021 年（令和 3 年）10 月 15 日　初 版 発 行

編　者　医療秘書教育全国協議会
　　　　秋　山　貴　志
著　者　林　田　朋　子
　　　　宮　本　晃　太
発行者　筑　紫　和　男
発行所　株式会社 建 帛 社
　　　　　　　　KENPAKUSHA

〒 112-0011　東京都文京区千石 4 丁目 2 番 15 号
　　　　　　　TEL（03）3944-2611
　　　　　　　FAX（03）3946-4377
　　　　　　　https://www.kenpakusha.co.jp/

ISBN 978-4-7679-3742-7　C3047
Ⓒ医療秘書教育全国協議会，2021.
（定価はカバーに表示してあります。）

新協／常川製本
Printed in Japan